Checkliste
Kleine Chirurgie

Peter Klaue

3., überarbeitete Auflage
76 meist zweifarbige Abbildungen
in 91 Einzeldarstellungen

1990
Georg Thieme Verlag Stuttgart · New York

CIP-Titelaufnahme der Deutschen Bibliothek

Klaue, Peter:
Checkliste kleine Chirurgie / Peter Klaue. – 3., überarb. Aufl. –
Stuttgart ; New York : Thieme, 1990
(Checklisten der aktuellen Medizin)
Bis 2. Aufl. u. d. T.: Klaue, Peter: Checkliste ambulante Chirurgie

Zeichnungen: Atelier Gay u. Benz, Stuttgart

1. Auflage 1982
1. Nachdruck 1984 } erschienen unter dem Titel „Ambulante Chirurgie"
2. Auflage 1985

Wichtiger Hinweis: Medizin als Wissenschaft ist ständig im Fluß. Forschung und klinische Erfahrung erweitern unsere Kenntnisse, insbesondere was Behandlung und medikamentöse Therapie anbelangt. Soweit in diesem Werk eine Dosierung oder eine Applikation erwähnt wird, darf der Leser zwar darauf vertrauen, daß Autoren, Herausgeber und Verlag größte Mühe darauf verwandt haben, daß diese Angabe genau dem **Wissensstand bei Fertigstellung des Werkes** entspricht. **Dennoch ist jeder Benutzer aufgefordert,** die Beipackzettel der verwendeten Präparate zu prüfen, um in eigener Verantwortung festzustellen, ob die dort gegebene Empfehlung für Dosierungen oder die Beachtung von Kontraindikationen gegenüber der Angabe in diesem Buch abweicht. Das gilt besonders bei selten verwendeten oder neu auf den Markt gebrachten Präparaten und bei denjenigen, die vom Bundesgesundheitsamt (BGA) in ihrer Anwendbarkeit eingeschränkt worden sind. Benutzer außerhalb der Bundesrepublik Deutschland müssen sich nach den Vorschriften der für sie zuständigen Behörde richten.

Geschützte Warennamen (Warenzeichen) werden *nicht* besonders kenntlich gemacht. Aus dem Fehlen eines solchen Hinweises kann also nicht geschlossen werden, daß es sich um einen freien Warennamen handele.

Das Werk, einschließlich aller seiner Teile, ist urheberrechtlich geschützt. Jede Verwertung außerhalb der engen Grenzen des Urheberrechtsgesetzes ist ohne Zustimmung des Verlages unzulässig und strafbar. Das gilt insbesondere für Vervielfältigungen, Übersetzungen, Mikroverfilmungen und die Einspeicherung und Verarbeitung in elektronischen Systemen.

© 1982, 1990 Georg Thieme Verlag, Rüdigerstraße 14, D-7000 Stuttgart 30
Printed in Germany
Satz und Druck: Druckhaus Götz KG, D-7140 Ludwigsburg (Linotype System 5 [202])

ISBN 3-13-628503-4   1 2 3 4 5 6

Anschriften

Prof. Dr. med. *Peter Klaue*
Chefarzt der 1. Chirurgischen Klinik
Landkrankenhaus Coburg
8630 Coburg

Prof. Dr. med. *Felix Largiadèr*
Vorsteher des Departments Chirurgie
und Direktor der Klinik für Viszeralchirurgie
Universitätsspital
CH-8091 Zürich

Prof. Dr. med. *Alexander Sturm*
Direktor der Medizinischen Universitätsklinik
Ruhruniversität Bochum – Marienhospital
D-4690 Herne

Dr. med. *Otto Wicki*
e. Chefarzt für Chirurgie FMH
CH-6707 Iragna

Vorwort des Verfassers zur 3. Auflage

Gegenstand der vorliegenden Checkliste sind Krankheitsbilder und kleine operative Eingriffe, die häufig in einer chirurgischen und allgemein-medizinischen Ambulanz vorkommen und deren Kenntnis und Beherrschung auch von Ärzten erwartet werden darf, die keine längere chirurgische Ausbildung erhalten haben. Dem chirurgischen Anfänger soll sie als Leitfaden für Operationen dienen, die er in der Regel als erste selbständig durchführen wird.

Die charakteristische Dreiteilung wurde beibehalten. Allerdings werden im grauen Teil statt Untersuchungsmethoden mehr die allgemeinen Voraussetzungen für kleine ambulante Eingriffe abgehandelt, einschließlich der Lokalanästhesie sowie die Biopsie- und Punktionstechniken. In den blauen Teil wurden wegen ihrer Bedeutung in der täglichen Praxis die Tetanus- und Tollwutprophylaxe eingegliedert. Mit den operationstechnischen Hinweisen im roten Teil werden vorwiegend eigene Erfahrungen weitergegeben. Gerade in der kleinen Chirurgie gibt es eine Vielzahl von technischen Kniffen und persönlichen Präferenzen. Leser, die solche vermissen, gehören nicht mehr zum angesprochenen Kreis. Zielgruppen sind Studenten als Famuli oder im praktischen Jahr, Ärzte im Praktikum, chirurgische Assistenten im ersten Jahr und Allgemeinärzte mit geringer chirurgischer Erfahrung.

Es war immer die Absicht, dem chirurgischen Anfänger einen praxisnahen Leitfaden zu geben für seine ersten Schritte in der Chirurgie und nicht alle Operationen abzuhandeln, die heute ambulant durchgeführt werden können. Deshalb bestand ein Widerspruch zwischen dem früheren Titel dieser Checkliste („Ambulante Chirurgie") und dem Fehlen anspruchsvollerer ambulanter Eingriffe aus der Handchirurgie, plastischen Chirurgie, Gefäßchirurgie, Kinderchirurgie, Proktologie oder Orthopädie. Da alle Krankheitsbilder und Eingriffe fehlen, die höhere Ansprüche an die technische Ausrüstung sowie operative und anästhesiologische Erfahrung in der Ambulanz stellen, ist der neue Titel in der 3. Auflage unmißverständlich und adäquat.

Auch die 3. Auflage gab wieder Gelegenheit für Ergänzungen und Korrekturen in allen drei Teilen. Großer Dank gebührt in diesem Zusammenhang meinen ehemaligen Würzburger Kollegen, Prof. Dr. *U. Lanz* und Prof. Dr. *P. Eckert* für viele detaillierte Verbesserungsvorschläge aus ihren jeweiligen Fachgebieten der Handchirurgie bzw. der plastischen Chirurgie. Danken möchte ich auch Frau Dr. *O. Gröschel* für weitere diesbezügliche Verbesserungsvorschläge, insbesondere für die 3. Auflage.

Den Herausgebern und dem Verlag sei erneut gedankt für die gute Zusammenarbeit bei der Beibehaltung des Grundkonzeptes dieser Checkliste, dem nun im allseitigen Einvernehmen auch der Titel gerecht wird.

Coburg, im November 1989 *P. Klaue*

Vorwort der Herausgeber zur 3. Auflage

Die Checklisten der aktuellen Medizin sind als fachspezifische, übersichtliche und immer dem neuesten Wissensstand angepaßte Informations- und Nachschlagewerke konzipiert. Sie können in der Manteltasche mitgetragen werden und erlauben jederzeit eine rasche, auf den jeweiligen Patienten bezogene Überprüfung der differentialdiagnostischen Überlegungen und anzuordnenden Untersuchungen, und sie orientieren vor allem über die einzuschlagende Therapie. Geraffte Darstellung, Verzicht auf Wiederholungen sowie viele Querhinweise sollen eine rasche und trotzdem vielseitige Orientierung ermöglichen.

Diese Checkliste gliedert sich in drei Teile:

- Der erste Teil (graue Balken) behandelt die klinischen Untersuchungstechniken.
- Der zweite Teil (blaue Balken) beschreibt die nach Diagnosen geordneten Krankheitsbilder mit den wichtigsten Untersuchungen, mit Hinweisen auf die in Frage kommenden Differentialdiagnosen sowie mit eingehender Schilderung der Therapie.
- Der dritte Teil (rote Balken) enthält kurzgefaßte Vorschriften über Indikationen und Technik der typischen Operationen des behandelten Fachgebiets.

Es liegt im Wesen einer solchen Checkliste, daß vor allem die typischen Krankheitszustände geschildert werden und die operativen Vorschriften auf den Standardfall beschränkt sind. Die Checkliste kann das große Lehrbuch und die vollständige Operationslehre keinesfalls ersetzen. Diesen gegenüber hat sie den bewußt in Kauf genommenen Nachteil des Fehlens von Literaturhinweisen sowie von Beschreibungen seltener Krankheitsbilder und Methoden, dafür den Vorteil der Übersichtlichkeit und der Aktualität der Therapie.

Die vorliegende Checkliste hat mit der 3. Auflage eine Titeländerung erfahren. Ihr Thema und Inhalt zieht sich quer durch die chirurgischen Disziplinen, denn die Checkliste beschreibt die allgemeinchirurgische Kleinchirurgie, wie sie in Klinikambulanzen, in der Praxis von selbständigen Chirurgen und zum Teil auch in vielen Allgemeinpraxen durchgeführt wird. Deshalb der bisherige Titel „Ambulante Chirurgie". Heute hat aber die ambulante Chirurgie eine starke Ausweitung erfahren, welche in Zukunft noch zunehmen wird, vor allem auch dank den verbesserten Möglichkeiten der ambulanten Narkose. Es war aber nie das Ziel dieser Liste, Operationen zu beschreiben, welche eine Narkose und eine anspruchsvolle intra- und postoperative Überwachung erfordern. Verlag, Herausgeber und Autor haben sich daher entschlossen, für die Neuauflage den Titel „Kleine Chirurgie" zu wählen, welcher zweifellos das behandelte Krankengut und die beschriebenen Operationen unmißverständlich anzeigt. Wir danken Herrn Prof. *Klaue* dafür, daß er die erfolgreiche Checkliste wiederum kompetent überarbeitet hat. Wir wünschen ihr auch unter dem neuen Namen den verdienten Erfolg.

Zürich, Iragna und Herne, *Felix Largiadèr*
im Herbst 1989 *Otto Wicki*
  Alexander Sturm

Inhaltsverzeichnis

Organisation des Ambulanz-OP 1

Operationsvorbereitung 6
Patient 6
Operateur 10

Lokalanästhesie 11
Allgemein 11
Zwischenfälle 14
Praxis der Lokalanästhesie 16
Checkliste der Lokalanästhesie 20

Biopsie 22
Exzisionsbiopsie 22
Spezielle Biopsien 27
Feinnadelbiopsie 29
Punktion von Weichteilergüssen 31
Gelenkpunktion 32
Weichteilverletzungen 34
Tetanus 37
Tollwut 40

Benigne Hauttumoren 43
Pigmentzellgeschwülste 43
Keratosen, Keratoakanthom 47
Dermoidzysten, Epithelzysten 48
Fibrome 49
Hypertrophe Narben, Keloide 50
Warzen 52
Benigne Weichgewebstumoren 54
Atherom 57

Infektionen 58
Panaritium 58
Furunkel, Karbunkel, Abszeß 60
Unguis incarnatus 62
Bursitis 64
Ganglion 66
Wundnaht 68

Wundversorgung 79
Allgemein 79
Kopfschwarte 85
Gesicht 88
Hals, Thorax, Abdomen 91
Extremitäten 92
Hand und Finger 93

Fremdkörperextraktion 102
Exzision von Hauttumoren 104
Exstirpation von Weichgewebstumoren 106
Lymphknotenbiopsie 109
Nervenbiopsie 114
Arterienbiopsie 116
Atheromexzision 117
Panaritium 119
Abszeßinzision 122
Bursektomie 125
Nagelkeilexzision 128
Ganglionexstirpation 131
Venae sectio 133

Sachverzeichnis 137

Organisation des Ambulanz-OP

Einrichtung

Separater Raum, frei von Durchgangsverkehr, Fußboden und Wände abwaschbar (Fliesen).
Liege oder Tisch mit Ausstellbügel, worauf eine bequeme Lagerung des Patienten möglich ist. Dazu Armbank o. kleinerer Tisch zum Auslagern eines Armes.
Instrumententisch.
Operationsleuchte, entweder als fahrbare Stehlampe oder mit schwenkbarem Arm fest an der Wand montiert.
Waschbecken und Wandspender für Händedesinfektionsmittel.
Abwurf.
Dampfsterilisator (Autoklav).
Sterilisiertrommeln für Instrumente, Kompressen, Abdecktücher.

Material

Einmalrasierer bzw. Enthaarungscreme (z. B. Pilca).
Hautdesinfektionsmittel: Isopropylalkohol 70% oder Äthylalkohol 80% und Jodlösung oder Jodersatz (z. B. Merfen), Händedesinfektionsmittel (z. B. Phisohex, Spitacid, Desderman o. a.).
Operationshauben und Mundschutz.
Sterile Handschuhe.
Sterile Abdecktücher, einschließlich Schlitztüchern (am besten steril verpackte Papiertücher zum einmaligen Gebrauch).
Physiologische Kochsalzlösung oder Ringer-Lösung zur Wundspülung.
Nierenschalen u. Schüsseln 100–200 ml.
Rekordspritzen 20, 10, 5 und 2 ml.
Kräftige Metallkanülen verschiedener Längen für Punktionen.
Redonflaschen.
8er, 10er und 12er Redondrainagen mit dazugehörigem Spieß.
Verschiedene Gummidrains.
Kräftige Gummischläuche für Tourniquets.
Nahtmaterial: atraumatischer monofiler Faden (z. B. Prolene) 2/0 bis 6/0 mit scharfen Nadeln verschiedener Größen und Krümmungsradien für Hautnähte, 45 cm und 75 cm lang.
Atraumatische resorbierbare Nähte (Vicryl oder Dexon, 2/0–4/0) mit runden Nadeln für Fasziennähte oder subkutane Nähte bzw. Durchstechungsligaturen sowie Nähte d. Zunge o. Mundschleimhaut.
Einzelfäden 3/0–4/0 für Ligaturen.
Spritzenhalter für Feinnadelbiopsie.
Objektträger und Fixierspray (z. B. Merckofix) für zytologische Untersuchungen nach Feinnadelpunktion.
10%iges Formalin und wasserdicht verschließbare Behälter für Biopsiematerial.

Organisation des Ambulanz-OP

Sterile Abstrichröhrchen mit Watteträgern für bakteriologische Untersuchungen.

Instrumente

Einmalskalpelle mit 10er, 15er, 11er oder 12er Klingen (Abb. 1).
Kleine, gerade, spitze Scherchen (Irisscheren) (Abb. 2).
Feine stumpfe, gebogene Präparierscheren.
Kräftige, gebogene Fadenscheren.
Kräftige und feine anatomische Pinzetten.
Kräftige und feine chirurgische Pinzetten.
Splitterpinzette.
Kleine und mittlere Selbsthalter (Abb. 3a, b).
Feine Wundhaken (Abb. 3c, d).
Hauthäkchen, Ein- und Mehrzinker (Abb. 3e).
Feine stumpfe Klemmchen.
Kleine scharfe Klemmchen.
Feiner Nadelhalter (Hegar) evtl. kombiniert mit Schere (Gillis) (Abb. 4).
Kräftiger Nadelhalter (Mathieu).
Luer-Knochenzange.
Scharfe Löffel in verschiedenen Größen.
Knopfsonden.
Kräftige Klemmen.
Tuchklemmen.

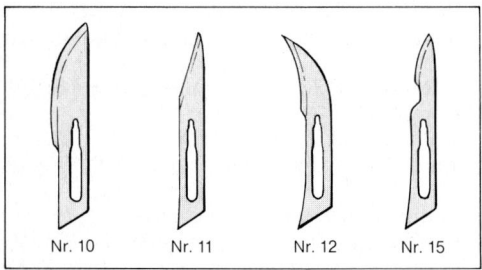

Abb. 1 In der ambulanten Chirurgie gebräuchliche Skalpellklingen.

Organisation des Ambulanz-OP

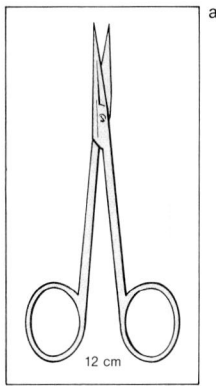
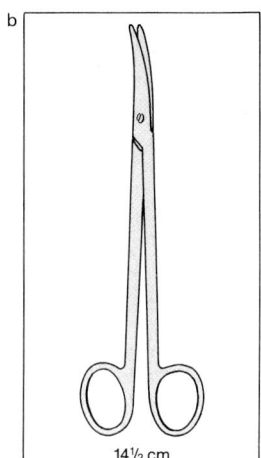

Abb. 2 a Kleine gerade spitze Schere (Irisschere). b Feine Präparierschere.

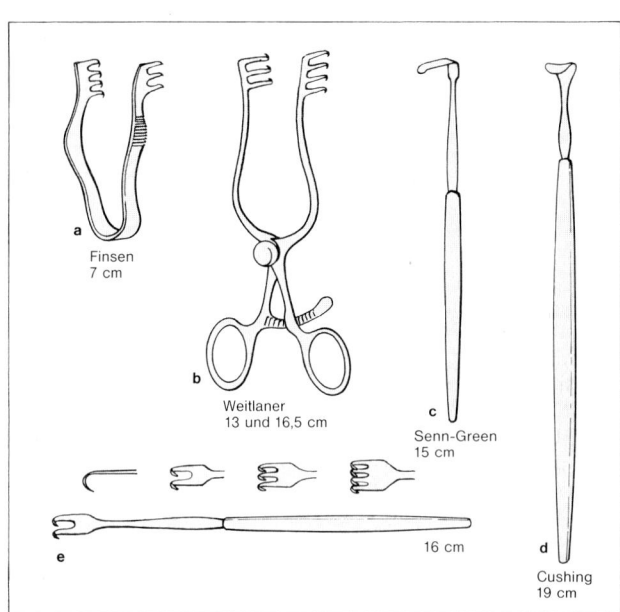

Abb. 3a–e Selbsthalter, Wundspreizer, Ein- und Mehrzinker und feine Wundhaken.

Organisation des Ambulanz-OP

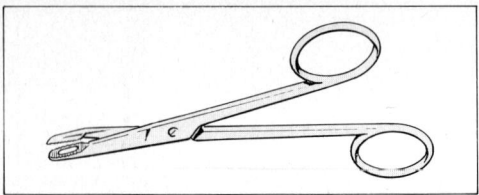

Abb. 4 Kombination aus Nadelhalter und Schere (Gillis).

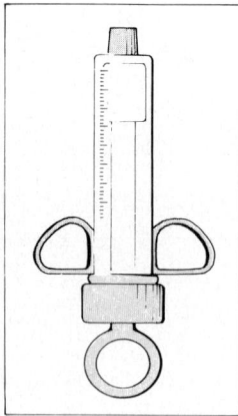

Abb. 5 Spritze mit Ringgriff und Luer-Lock-Ansatz für Infiltrationsanästhesie in derbem Gewebe.

Material für Lokalanästhesie

Rekordspritzen 10, 5 und 2 ml, möglichst mit Luer-Lock-Anschluß und Ringgriff (Abb. 5).
Injektionskanülen verschiedener Kaliber (1–18).
Lokalanästhetika (Tab. 1, s. S. 12).
Vasokonstriktoren in 1:1000-Lösung (Tab. 3, s. S. 13).
0,9%ige Kochsalzlösung in 10-ml-Ampullen zum Verdünnen.
Valium, Psyquil o. a. zur Prämedikation.
Für eventuelle Zwischenfälle müssen stets einsatzbereit sein:
Sauerstoff und Sauerstoffmaske, Laryngoskop, Trachealtubus und Beatmungsbeutel.
Sauger und Absaugkatheter.
Barbiturat (z. B. Nembutal), Adrenalin (Suprarenin).
Succinylcholin.

Organisation des Ambulanz-OP

Corticosteroide (Urbason, Decadron).
Antihistaminika (Tavegil).
Plasmaexpander (Dextran, Hydroxyäthylstärke).

Weitere Medikamente

Chinosoltabletten für Wundbäder.
Antiseptika oder Antibiotikasalben (Betaisodona, Furacin, Fucidine, Nebacetin).
Antibiotika zur parenteralen Applikation, z. B. Depot-Penicillin (z. B. Megacillin).
Tollwutimpfstoffe, aktiv und passiv (s. S. 41).
Wundstarrkrampfimpfstoffe, aktiv und passiv (s. S. 37).

Verbandmaterial

Verbandschere.
Elastische Binden, Mullbinden und Klingbinden in verschiedenen Breiten, 4 cm, 6 cm, 12 cm.
Kleine, mittlere und große Mullkompressen.
Pflasterstreifen und Heftpflaster in verschiedenen Breiten.
Steristrips und Butterfly-Pflaster.
Benzin zur Entfernung von Pflasterklebstoffresten.
Äther zum Entfetten der Haut vor Aufbringen von Klebepflastern.
Schlauchverband in verschiedenen Größen.
Cramer-Schiene in verschiedenen Größen für Arme, Beine und Finger.
Gipsbinden.

Operationsvorbereitung:
Patient

Präoperative Aufklärung

Geduldige und vor allem verständliche Erklärung des vorgesehenen Eingriffs macht auch beim ängstlichen Patienten bzw. Kind zumeist keine Prämedikation notwendig.

Prämedikation

Nur in Ausnahmefällen z. B. 5–10 mg Valium i.v. bzw. 5 mg Dormicum 30 Minuten vor Beginn der Lokalanästhesie.

Hautreinigung

Eventuell notwendige Grobreinigung der Haut z. B. im Bereich der Hände durch den Patienten selbst mit Seife und Bürste, anschließend Hautdesinfektionsmittel (z. B. Phisohex).

Lagerung

Jeder Eingriff einschließlich der Lokalanästhesie sollte grundsätzlich am liegenden Patienten durchgeführt werden. Wird die Operation voraussichtlich etwas länger dauern, so muß auf bequeme Lagerung des Patienten geachtet werden und für eine präoperative Blasenentleerung Sorge getragen werden. Für Operationen an Hand und Fingern wird der Arm gesondert ausgelagert.

Kleidung

Dem jeweiligen Operationsgebiet entsprechende Entkleidung des Patienten zur großzügigen Freilegung des Operationsgebietes, aber auch zur Verhütung von Verschmutzung der Kleidung durch Blut oder Hautdesinfektionsmittel. Kommt es doch zur Blutung auf die Kleidung, so sollte der Patient darauf hingewiesen werden, daß Einweichen in kaltem Wasser dem üblichen Waschvorgang vorausgehen muß.

Rasieren

Sparsames Rasieren unmittelbar präoperativ, weniger aus Gründen der Asepsis, mehr um Haare zu entfernen, die bei der Operation selbst oder beim Anlegen eines Pflasterverbandes stören würden. Im Bereich der Augenbrauen ist die Rasur kontraindiziert.
Am Kopf zunächst Kürzen der langen Haare mit der Schere, dann Einmalrasierer verwenden.

Operationsvorbereitung:
Patient

Gründliches Entfernen aller abrasierten Haare durch Abtupfen mit Pflasterstreifen.
Heraushalten langer, nicht abrasierter Haare aus dem Operationsfeld durch Gel oder Salbe.

Hautdesinfektion

Zum Beispiel mit je 2 Tupfern Alkohol und Jod oder Merfentinktur. Die Desinfektionsmittel werden in sterile Schüssel gegossen und mit Mulltupfern an kräftigen Klemmen aufgetragen. Dies geschieht nach zentrifugaler Technik, d. h. vom Wundrand bzw. von der geplanten Inzisionsstelle ausgehend nach außen (Abb. 6).
Bei Eingriffen an Fingern oder Zehen immer ganze Hand bzw. ganzen Fuß desinfizieren. Bei Operationen an Extremitäten zirkuläres Säubern des entsprechenden Abschnittes.
Bei Desinfektion im Gesicht, vor allem in der Nähe von Augen, Nase und Ohr Öffnungen mit Tupfern abdecken, damit nichts der stark reizenden Substanzen hineingeraten kann.
Ebensowenig soll Desinfektionsmittel in eine offene Wunde gebracht werden, Ausnahme bei Tollwutverdacht (s. S. 42).

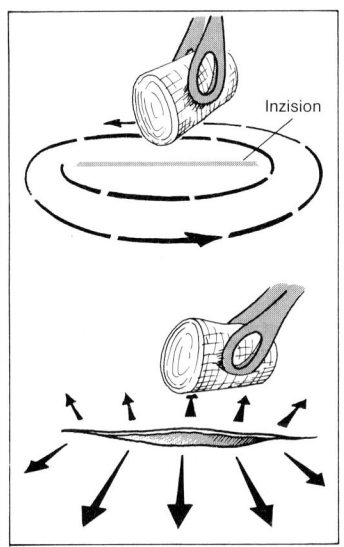

Abb. 6 Technik der zentrifugalen Hautdesinfektion.

Operationsvorbereitung:
Patient

Abdecken

Am Kopf oder Rumpf nur Abdecken mit Schlitztuch oder mit 4 Tüchern, die mit Tuchklemmen gehalten werden. Deren Spitzen dürfen jedoch nicht durch die nichtanästhesierte Haut gehen (Abb. 7a). Alternative: Selbstklebende Einmaltücher. Bei Eingriffen an den Extremitäten zunächst den präparierten Gliedabschnitt auf steriles Tuch legen, anschließend Abdecken des eigentlichen Operationsgebietes mit Schlitztuch (Abb. 7b). Durch Verwendung des Ausstellbügels kann unangenehmes Abdecken des Gesichtes bei Operationen an Hals, Schulter und oberem Thorax vermieden werden (Abb. 7c).

Lokalanästhesie

(s. S. 20f).
Analgetische Wirkung geduldig abwarten und mit Nadelspitze vor Operationsbeginn prüfen.

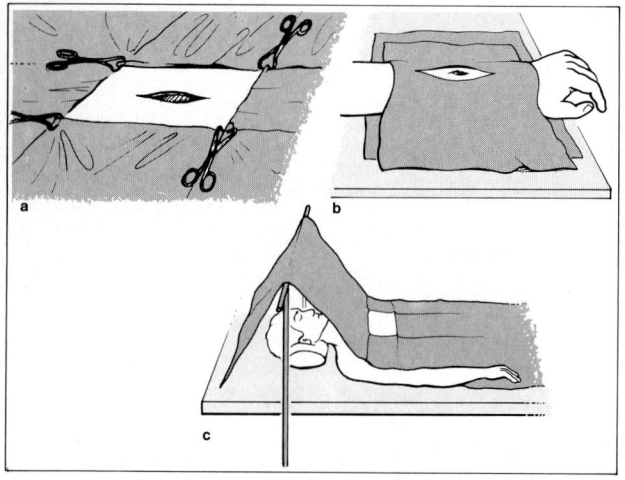

Abb. 7 a Abdeckung des Operationsfeldes mit 4 Tüchern und Tuchklemmen.
b Lagerung der Extremitäten auf sterilem Tuch und Abdeckung mit Schlitztuch.
c Unangenehmes Abdecken des Gesichtes bei Operationen an Hals, Schulter und oberem Thorax kann durch die Verwendung des Bügels vermieden werden.

Operationsvorbereitung:
Patient

Postoperative Maßnahmen

Bereits präoperativ sollte der Patient darauf aufmerksam gemacht werden, daß er je nach Ausdehnung und Lokalisation des chirurgischen Eingriffes, möglicherweise aber auch durch Nachwirkungen der Lokalanästhesie in seiner Verkehrstüchtigkeit beeinträchtigt sein kann.
Gegebenenfalls sollte er nach größeren Eingriffen in einem anderen Raum noch etwas ruhen können.

Operationsvorbereitung:
Operateur

Adäquate Kopfbedeckung und Mundschutz.
Bei frischen Verletzungen müssen diese bereits zur Inspektion der Wunde getragen werden.
Sterile Operationskittel sind fakultativ.
Reinigung der Hände mit Seife, Bürste und Nagelreiniger.
Chirurgische Händedesinfektion mit einem der zugelassenen Desinfektionsmittel (z. B. Spitacid). Nach Abtrocknen der Hände und Arme reichlich Desinfektionsmittel auf Hände und Unterarm auftragen und einreiben, bis die Haut trocken ist (2–5 Minuten).
Fehlt eine Hilfsperson, so wird die Lokalanästhesie am besten noch vor der Händedesinfektion und ohne Handschuhe durchgeführt.
In diesem Falle muß auch im voraus bedacht werden, daß alles, was während der Operation evtl. gebraucht werden könnte, auf dem steril abgedeckten Instrumententisch bereitliegt, bevor die Handschuhe angezogen werden. Dazu kommt noch die präoperative Vorbereitung der Formalinbehälter für die Aufnahme von Biopsiematerial bzw. von Abstrichröhrchen für bakteriologische Untersuchungen in der septischen Chirurgie.
Anziehen der sterilen Gummihandschuhe (Abb. 8a–c).

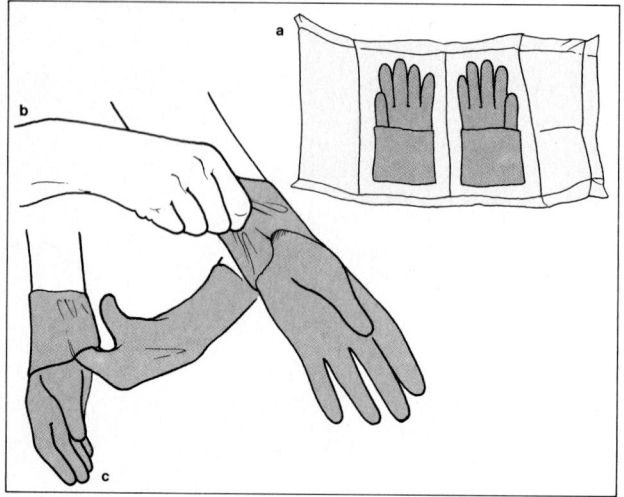

Abb. 8a–c Die Handschuhe sind steril mit umgeschlagener Manschette verpackt. Beim Überziehen des ersten zieht die freie Hand an der umgeschlagenen Manschette. Anschließend müssen die Finger der behandschuhten Hand unter die umgeschlagene Manschette des 2. Handschuhs fahren.

Lokalanästhesie: Allgemein

Allgemeines

Die Wirkungsweise der Lokalanästhetika ist noch nicht restlos aufgeklärt. Es wird angenommen, daß die zur Fortleitung notwendige Depolarisation und der damit gekoppelte Ionenaustausch verhindert werden. Entsprechend Faserdicke und Myelingehalt werden verschiedene Nervenfasern in unterschiedlicher Reihenfolge blockiert. Es verschwindet zunächst die Schmerzsensibilität, dann die Temperaturempfindung und die Tiefensensibilität und zuletzt die motorische Funktion.
Die wichtigsten Anästhesietechniken in der Ambulanz sind die Infiltrationsanästhesie und die Oberstsche Leitungsanästhesie.

Kontraindikationen

Bekannte Überempfindlichkeit gegen Lokalanästhetika.
Entzündungen bzw. eitrige Infektionen im zu infiltrierenden Bereich.
Ablehnung dieser Form der Analgesie durch den Patienten.
Problematisch kann die Lokalanästhesie gelegentlich bei Kindern sein sowie bei Patienten mit geistigen oder körperlichen Leiden, bei denen eine motorische Unruhe nicht ausgeschaltet werden kann.

Lokalanästhetika

Die gebräuchlichsten Lokalanästhetika sind in Tab. 1 aufgeführt. Aus Gründen der Asepsis sollten sie besser in Ampullen zu 5 ml gelagert werden und nicht in Stechflaschen zu 50 ml und mehr. Am besten beschränkt man sich in der Ambulanz auf 1 oder 2 Lokalanästhetika, deren Wirkungseintritt, Wirkungsdauer und Maximaldosis dann immer vertraut sind (Tab. 2).

Vasokonstriktoren

Durch den Zusatz von Vasokonstriktoren wird die Blutungsneigung im Operationsgebiet herabgesetzt. Gleichzeitig wird auch die Resorption des infiltrierten Lokalanästhetikums reduziert, was eine Erhöhung der erlaubten Maximaldosis bis auf das Doppelte ermöglicht, ohne daß Nebenwirkungen befürchtet werden müssen. Handelsübliche Fertiglösungen enthalten z. B. in 1 ml 0,005 mg Adrenalin entsprechend einem Verhältnis von 1 : 200000.
Kontraindiziert ist der Einsatz der Vasokonstriktoren bei Endarterien, d.h. an den Fingern, Zehen und am Penis sowie an der Nasenspitze, da eine irreversible Vasokonstriktion zur Gangrän führen kann.

Lokalanästhesie:
Allgemein

Tabelle 1 Lokalanästhetika

	Wirksamkeit (Procain = 1)	Toxizität (Procain = 1)	Wirkungs-eintritt	Wirkungs-dauer	Maximal-dosis	Nebenwirkungen
Procain Novocain	1	1	5–15 Min.	30–60 Min.	10–15 mg/kg	Tinnitus Nausea Krämpfe
Lidocain Xylocain	4	2	5–30 Min.	2–4 Std.	4 mg/kg	Benommenheit Koma Krämpfe
Mepivacain Scandicain	4	2	5–30 Min.	2–4 Std.	7 mg/kg	Benommenheit Koma Krämpfe
Bupivacain Carbostesin	16	8	7–30 Min.	6–12 Std.	2 mg/kg	Tremor Nausea Krämpfe

Tabelle 2 Maximalvolumina der Lokalanästhetika beim Erwachsenen (70 kg KG)

Procain	1,0%	70–105 cm^3
Lidocain	1,0%	25 cm^3
Lidocain + Epinephrin	1,0%	50 cm^3
Mepivacain	1,0%	50 cm^3
Bupivacain	0,25%	70 cm^3
Bupivacain + Epinephrin	0,25%	100 cm^3

Lokalanästhesie:
Allgemein

Tabelle 3 Vasokonstriktoren

	Dosis	Mischungsverhältnis mit Lokalanästhesie
Vasopressin Octapressin Ornipressin	1 ml = 5 IE	10 IE/100 ml
Norepinephrin Noradrenalin Arterenol	1 ml = 1 mg (1:1000-Lösung)	1 ml / 100 ml
Epinephrin Adrenalin Suprarenin	1 ml = 1 mg (1:1000-Lösung)	1 ml / 100 ml

Wegen der möglichen systemischen Nebenwirkungen bestehen Kontraindikationen bei Patienten mit Hochdruck, Herzklappenfehlern, paroxysmaler Tachykardie und hochfrequenter absoluter Arrhythmie, Hyperthyreose, Diabetes, Arteriosklerose und speziell beim Glaukom mit geschlossenem Kammerwinkel. Wegen der geringen Nebenwirkungen auf Herz und Kreislauf werden Vasopressin oder Ornipressin (POR 8 Sandoz) den Katecholaminen Adrenalin oder Noradrenalin vorgezogen (Tab. 3).
Um schweren Komplikationen vorzubeugen, empfiehlt es sich, kein fertiges Präparat mit Adrenalinzusatz vorrätig zu halten, sondern die entsprechende Mischung nur jeweils im Bedarfsfall selbst herzustellen. Nur so kann verhütet werden, daß nicht doch gelegentlich Vasokonstriktoren für eine Leitungsanästhesie an Zehen oder Fingern benutzt werden.

Lokalanästhesie:
Zwischenfälle

Allgemeines

- Wegen der möglichen allergischen oder toxischen Zwischenfälle darf auch die Lokalanästhesie nur durchgeführt werden, wenn entsprechende technische und medikamentöse Ausrüstung sowie die Kenntnisse der Behandlung solcher Komplikationen vorhanden sind. Wichtige Punkte bei der Prophylaxe sind:
- Sorgfältige Anamnese bezüglich früherer Nebenreaktionen auf Lokalanästhetika (z. B. beim Zahnarzt).
- Genaue Kenntnis der Höchstdosis des jeweils verwendeten Lokalanästhetikums (s. Tab. 1 und 2).
- Vermeidung intravasaler Injektionen.

Allergische Reaktionen

Echte allergische Reaktionen mit Urtikaria, Erythem, ödematöser Schleimhautschwellung von Nase, Pharynx oder Larynx bzw. Bronchospasmus sind zu unterscheiden von unspezifischen Unverträglichkeitsreaktionen, z. b. anläßlich einer Zahnbehandlung, über die der Patient häufiger berichtet. Diese können nicht selten auf gesteigerte Angstempfindung oder Reaktion auf Vasokonstriktorenzusatz zurückgeführt werden.
Bei gesicherter Allergie muß geklärt werden, ob diese gegen Ester (z. B. Novocain) oder Amide (z. B. Scandicain) gerichtet ist. Allergien können auch gegen die Konservierungsmittel (z. B. Methylparaben) und nicht gegen die eigentliche Wirksubstanz bestehen.
Dies läßt sich vor Elektiveingriffen durch entsprechende Testung beim Allergologen feststellen.
Im Notfall, d. h. bei Wundversorgungen, kann vorsichtshalber ein Intrakutantest mit Kochsalz, dem verdächtigen Lokalanästhetikum und seinem eventuellen Ersatz durchgeführt werden.
Beachtet werden muß allerdings, daß auch ein solcher Intrakutantest zu schweren allergischen Reaktionen mit anaphylaktischem Schock führen kann.

Therapie

Im anaphylaktischen Schock Gabe von Adrenalin 0,1–0,5 ml der 1:1000-Lösung in 10facher Verdünnung langsam i.v.
I.v. Gabe von Corticosteroiden wie Dexamethason 4–20 mg (Decadron) oder Methylprednisolon 100–500 mg (Urbason).
Rasche Volumenzufuhr über großlumige Venenkanüle mit Plasma, Plasmaexpander oder Ringer-Lösung.
Bei Verlegung der Atemwege durch zunehmendes Schleimhautödem von Pharynx und Larynx Intubation. Bei schwächeren Reaktionen Antihistaminika, z. B. 1 Ampulle Tavegil i.v.

Lokalanästhesie:
Zwischenfälle

Toxische Nebenwirkungen

Sie betreffen entweder das zentrale Nervensystem oder das Herz-Kreislauf-System. Verantwortlich sind absolute oder relative Überdosierung, versehentliche intravasale Applikation oder zu rasche Resorption aus entzündetem Gebiet.

- Als Reaktionen von seiten des ZNS können folgende Symptome der Reihe nach auftreten: motorische Unruhe, Schweißausbruch, Desorientiertheit, Sprachstörungen, Somnolenz, Übelkeit, Brechreiz, tonisch-klonische Krämpfe, Koma, Atemstillstand.
- Therapie:
Zufuhr von Sauerstoff, Gabe von Barbiturat, z. B. 50–100 mg Nembutal i.v. oder Valium 5–35 mg i.v. zur Behandlung von Krämpfen.
Bei Laryngospasmus Gabe von Succinylcholin 50–100 mg i.v. in Intubationsbereitschaft.
- Nebenreaktionen von seiten des Herz-Kreislauf-Systems beruhen auf negativen Einflüssen auf die Reizleitung und die Myokardkontraktilität und auf einer Vasodilatation. Sie verursachen Tachykardie und Blutdruckanstieg, danach Bradykardie und Blutdruckabfall bis zu Pulslosigkeit und zum Herzstillstand.
- Therapie:
Gabe von Sauerstoff, eventuell nach Intubation.
Bei mäßiger Hypotonie 1 Ampulle Effortil oder Novadral in 20 ml physiologischer Kochsalzlösung unter kontinuierlicher Blutdruckkontrolle langsam i.v.
Bei stärkerer Hypotonie Suprarenin 0,25–0,5 ml der 1:1000-Lösung in 10 ml physiologischer Kochsalzlösung verdünnt langsam i.v. unter kontinuierlicher Blutdruckkontrolle oder Tropfinfusion mit 1 ml Suprarenin in 200 ml Glukose mit 10–20 Tropfen pro Minute.
Bei erhöhtem Vagotonus mit Bradykardie 0,5–1 mg Atropin i.v.
- Toxische Nebenwirkungen der Vasokonstriktoren:
Engegefühl, Schweißausbruch, Kollaps, Zittern, Tachykardie.
- Therapie:
Gabe von Sauerstoff, Sedierung, z. B. 50 mg Nembutal oder 10 mg Valium, evtl. Vasodilatanzien oder Antihypertensiva. Cave: zentral wirkende Analeptika (z. B. Daptazile, Dopram) sind bei Intoxikationen durch Lokalanästhetika kontraindiziert.
Bei schweren Zwischenfällen in jedem Fall Facharzt für Anästhesie hinzuziehen.

Psychogene Reaktionen

Sie beinhalten vagale Reaktionen mit Hypotonie, Bradykardie, Synkope sowie Angst mit Unruhe und Zittern.

Praxis der Lokalanästhesie

Infiltrationsanästhesie

Direkte Infiltration des Operationsgebietes durch Umspritzung und Unterspritzung. Geeignet für die Exzision kleinerer Tumoren, Ganglien und Schleimbeutel, sowie für die meisten Wundversorgungen (Abb. 9a–c). Auch kleinere und oberflächliche Abszesse können so gespalten werden, wenn nur die Haut im Bereich der Inzision selbst mit einer dünnen Nadel infiltriert wird. Damit ist keine Keimverschleppung in gesundes Gewebe zu befürchten (s. S. 123).

Bei Wundversorgungen soll die Infiltration nicht vom Wundrand her erfolgen wegen der Gefahr der Keimverschleppung aus den eventuell kontaminierten Wundrändern. Bei völlig sauberen Wundrändern, wie z. B. bei einer Kopfplatzwunde, ist sie jedoch möglich. Dabei hat sie den Vorteil, daß der Einstich vom Wundrand her weniger schmerzhaft und die Infiltration gerade der derben Kopfhaut einfacher ist.

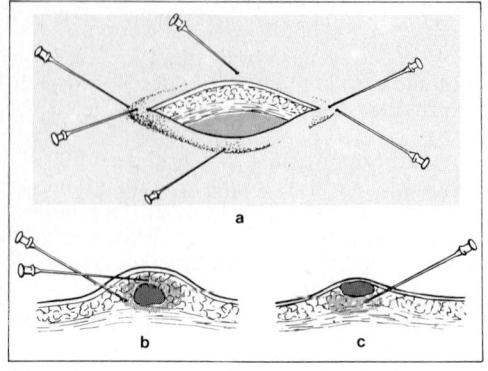

Abb. 9 a Infiltration der Wundränder mit Lokalanästhetikum.
b Infiltrationsanästhesie der Haut über einem Weichgewebstumor.
Beachte: Der Tumor verschwindet im Infiltrat.
c Infiltration durch Unterspritzung bei oberflächlichem Tumor.

Praxis der Lokalanästhesie

Feldblock

Indirekte Analgesie durch Umspritzung des Operationsgebietes, welches selbst nicht infiltriert wird. Ebenfalls geeignet für Versorgung kleinerer Wunden, vor allem bei kontaminierten Wundrändern.
Ebenfalls bei kleinen Abszessen, wenn sicher außerhalb des entzündeten Gebietes infiltriert werden kann.
Vorteilhaft besonders bei kleinen, tiefer gelegenen, leicht verschieblichen und daher schwer lokalisierbaren Tumoren (Lipome, Lymphknoten), die sonst im Infiltrat verschwinden würden und bei der Exzision dann kaum noch zu lokalisieren wären (Abb. 10).

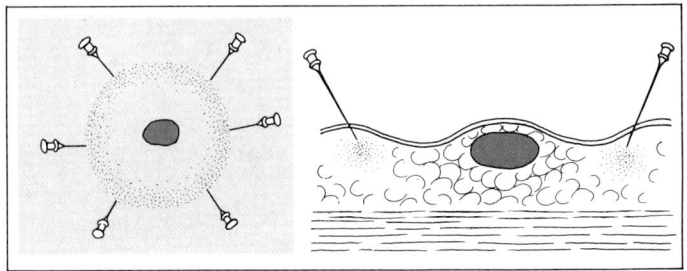

Abb. 10 Feldblock. Umspritzung eines Weichgewebstumors.
Beachte: Der Tumor bleibt weiterhin sichtbar und tastbar.

Leitungsanästhesie

In der Ambulanz am gebräuchlichsten in Form der Oberstschen Leitungsanästhesie an Fingern und Zehen.
Kontraindiziert bei Panaritien, bei denen die entzündlichen Erscheinungen das distale Interphalangealgelenk überschritten haben.
Beim Vorliegen entzündlicher Veränderungen muß mit verzögertem Wirkungseintritt gerechnet werden.
Bei Verletzungen müssen Motorik und Sensibilität vor Anlegen des Nervenblocks geprüft werden.
Zunächst Betäubung des ersten Einstichs durch Setzen einer Hautquaddel mit sehr dünner (18er), kurzer Nadel radial oder ulnar. Da der Einstich in der Zwischenfingerfalte weniger unangenehm ist, wird das erste Infiltrat am Kleinfinger immer radial, am Zeigefinger und Daumen dagegen ulnar gesetzt. Dann Eingehen mit dickerer

Praxis der Lokalanästhesie

(12er) Nadel zunächst quer auf die Gegenseite zur Betäubung der zweiten Einstichstelle. Anschließend Zurückziehen der Nadel, Infiltration um den dorsalen Nerv, dann palmar zur Infiltration des Gewebes um den volaren Fingernerv.
Anschließend Herausziehen der Nadel und zweiter Einstich auf der Gegenseite durch die bereits analgesierte Haut (Abb. 11a–c). Insgesamt möglichst wenig Lokalanästhetikum verwenden, um eine zu pralle Infiltration des Gewebes mit eventueller Beeinträchtigung der Durchblutung zu vermeiden.
Sind mehrere Finger zu anästhesieren, so wird proximal der Metakarpalköpfchen infiltriert, wobei mit 1 Injektion die einander zugekehrten Seiten zweier Finger analgesiert werden. Diese auch intermetakarpaler Block oder interossäre Mittelhandanästhesie genannte Form der Leitungsanästhesie kann distal oder proximal am Handrücken vorgenommen werden für Eingriffe am distalen Handrücken oder im proximalen Fingerbereich (Abb. 11d).

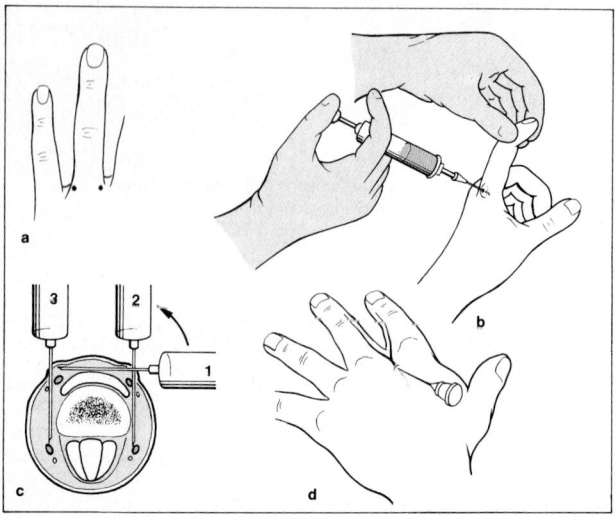

Abb. 11a–d Technik der Leitungsanästhesie nach Oberst am Finger (a–c), d) intermetakarpaler Block.

Praxis der Lokalanästhesie

Anästhesie beim Infekt

In der Regel werden Abszesse nicht in der Ambulanz und in Allgemeinanästhesie inzidiert und drainiert. Eine Infiltrationsanästhesie im Sinne eines Feldblocks in der Umgebung eines eitrigen Herdes ist nur dann zu verantworten, wenn er klein und abgekapselt ist und wenn die Nadel mit Sicherheit nicht in entzündetes Gewebe oder in die Eiterhöhle eindringt. Bei größeren Eiteransammlungen ist wegen der Disseminationsgefahr von einer Umspritzung oder Infiltration abzusehen. Dagegen ist die umschriebene Infiltration der Abszeßkuppe im Bereich der geplanten Inzision gefahrlos. Sie erlaubt eine schmerzlose Inzision und Drainage, allerdings nicht die gründliche Ausräumung tieferreichender Abszesse (s. S. 123).

Im hyperämisierten, entzündeten Gewebe kommt es weiterhin zur raschen Resorption des Lokalanästhetikums. Mit größerem Bedarf und entsprechend erhöhter Gefahr von Nebenwirkungen muß daher gerechnet werden. Desgleichen mit verlängertem Wirkungseintritt bzw. kürzerer Wirkungsdauer.

Die gerade für Abszeßinzisionen häufig benutzte Kälteanästhesie mit Chloräthylspray sollte nicht mehr angewandt werden. Die analgesierende Wirkung ist unzureichend, weshalb Inzision und Drainage des Abszesses häufig inadäquat ausgeführt werden, wobei vor allem Eiter und Nekrosen ungenügend ausgeräumt werden.

Der Einsatz des Kältesprays ist höchstens bei Kindern oder besonders sensiblen Erwachsenen zur Anästhesie des ersten Einstichs einer Infiltrations- oder Leitungsanästhesie zu erwägen.

Oberflächenanästhesie

Um Kindern oder sehr sensiblen Erwachsenen den Einstich zu ersparen, können die Wundränder kleinerer Verletzungen, die genäht werden sollen, auch durch Besprühen mit einem Lokalanästhetikumspray, wie er sonst zur Schleimhautanalgesie angewandt wird, betäubt werden (z. B. Gingicain oder Xylocain).

Checkliste für Lokalanästhesie

- Sorgfältige Anamnese bezüglich eventueller Nebenreaktionen.
- Verhütung überschießender Angstreaktionen durch geduldige und verständliche Aufklärung sowie eventuelle Prämedikation, z. B. mit 5–10 mg Valium i.v. oder 5 mg Dormicum i.v.
- Ständige und sofortige Einsatzbereitschaft von Sauerstoff, Laryngoskop, Endotrachealtubus, Infusionen, Vasokonstriktoren, Barbituraten, Corticosteroiden, Antihistaminika, um eventuell auftretende Nebenreaktionen unverzüglich adäquat behandeln zu können.
- Regelmäßige Blutdruckkontrollen bei längeren und größeren Eingriffen. Dazwischen immer wieder Gespräche mit dem Patienten, um mögliche Nebenwirkungen frühzeitig erkennen zu können (Sprachstörungen, Desorientiertheit, Somnolenz).
- Sorgfältige Desinfektion der Haut.
- Immer möglichst niedrige Konzentrationen des Lokalanästhetikums verwenden.
- Zusatz von Vasokonstriktoren im Verhältnis 1:100000 bis 1:200000 zur Verzögerung der Resorption und Reduzierung der Blutungsneigung in stark durchblutetem Gewebe. Absolut kontraindiziert jedoch an Fingern, Zehen, Nasenspitze und Penis.
- Grundsätzlich sollten Lokalanästhetikum und eventueller Zusatz vom Operateur selbst aufgezogen werden, um verhängnisvolle Verwechslungen zu vermeiden. Immer wieder sieht man die katastrophalen Folgen von Leitungs- oder Infiltrationsanästhesien z. B. mit hypertoner Kochsalzlösung oder mit irgendwelchen Medikamenten.
- Schmerzarme Injektionstechnik durch Nadelwechsel und Betäubung der jeweils nächsten Einstichstelle mit der 1. Injektion. Betäubung der ersten Einstichstelle mit kurzer, feiner Nadel, eventuell auch mit Chloräthylspray oder Dermojet, dann Eingehen mit dickerer und längerer Kanüle.
- Injektionsnadel nie ganz bis zum Ansatz einführen. Dort ist die schwächste Stelle, an der die Nadel gelegentlich abbrechen kann, so daß ihre Entfernung bei zu tiefem Einführen evtl. Schwierigkeiten bereiten kann.
- Vermeidung intravasaler Injektion von Lokalanästhetikum durch ständige Bewegung der Nadel und durch wiederholte Aspiration, bei der kein Blut in der Spritze erscheinen darf.
- Schmerzarme Infiltrationstechnik durch langsames Vorschieben der Nadel und vorsichtige Injektion ohne großen Druck.

Checkliste für Lokalanästhesie

- Vermeidung zu praller Infiltration des Gewebes, vor allem bei Leitungsanästhesien an Fingern und Zehen. Es darf nicht zur Weißverfärbung der Haut durch die große Spannung kommen. Insgesamt sollten nicht mehr als 5 ml um einen Finger oder um eine Zehe gespritzt werden.
- Verwendung von ausreichend kräftigen Nadeln und Spritzen mit Luer-Lock-Anschluß und Ringgriff bei Infiltration in derbem Gewebe (Handfläche, Fußsohle, Kopfschwarte). Bei normalem Nadelaufsatz spritzt bei dem erforderlichen hohen Druck unweigerlich immer wieder das Lokalanästhetikum an der Ansatzstelle aus.
- Sofortige Unterbrechung der Infiltration bei Klagen des Patienten über Schwindel, Benommenheit, Brechreiz sowie bei Zeichen von Sprachstörungen oder Desorientiertheit.
- Mit dem Operationsbeginn warten, bis die analgetische Wirkung komplett ist. Unterschiedliche Wirkungseintrittszeiten der verschiedenen Lokalanästhetika beachten (s. Tab. 1). Vor der Inzision Prüfung der Analgesie mit Injektionsnadel. Besonders bei entzündlichen Prozessen, z. B. beim Panaritium am Fingerendglied, kann der Wirkungseintritt erheblich verzögert sein.
- Zeigt sich im Operationsverlauf, daß die Lokalanästhesie trotz mehrfacher Nachinfiltration unzureichend ist, z. B. wegen der Tiefenausdehnung eines Tumors bei geplanter Biopsie, dann ist der Eingriff als Revision abzubrechen. Eine forcierte Beendigung der geplanten Operation unter Schmerzen ist unvertretbar.
- Belehrung des Patienten bezüglich möglicher Beeinträchtigung durch die noch anhaltende Wirkung der Lokalanästhesie, z. B. im Bereich der Hände, wie auch durch eventuelle allgemeine Wirkungen des Lokalanästhetikums, vor allem im Hinblick auf die Verkehrstüchtigkeit. Bei Unterlassung einer entsprechenden Belehrung durch den Arzt kann dieser, z. B. bei einem Unfall, regreßpflichtig gemacht werden.

Biopsie:
Exzisionsbiopsie

Allgemeines

Die Biopsie dient der Gewinnung von Gewebsmaterial zur histologischen Untersuchung. In der Mehrzahl der Fälle handelt es sich um den Ausschluß von Malignomen. Spezielle Gewebsentnahmen dienen der Diagnostik von Allgemeinerkrankungen.
In der ambulanten Chirurgie handelt es sich hierbei zumeist um kleine Haut- bzw. Weichgewebstumoren oder Lymphknoten.
Jedes entnommene Gewebe muß prinzipiell histologisch untersucht werden. Abweichungen von dieser Regel, wie z. B. bei Warzen oder gestielten Fibromen, sollen bewußt als Ausnahmen gesehen werden.
Grundsätzlich ist immer die komplette Exzision von oberflächlichen Hautgeschwülsten bzw. Exstirpation von tiefergelegenen Weichgewebstumoren anzustreben. Die Teilexzision aus größeren Tumoren bleibt im ambulanten Bereich Ausnahmen vorbehalten.
Auf keinen Fall dürfen melanomverdächtige Pigmenttumoren der Haut teilbiopsiert werden.
Immer soll Tumorgewebe zusammen mit benachbartem gesundem Gewebe entfernt werden.
Die Traumatisierung des zur histologischen Untersuchung bestimmten Gewebes durch Zerreißen oder Quetschen, z. B. mit der Pinzette oder durch Verwendung des Thermokauters, ist zu vermeiden.
Hierdurch wird die Beurteilung durch den Pathologen eventuell erschwert. Auch Austrocknung und Autolyse machen eine histologische Untersuchung zumeist unmöglich, deshalb immer sofort fixieren.

Entnahmestelle

Bei multiplen und gleichartigen Tumoren erfolgt die Biopsie dort, wo die Entnahme eines repräsentativen Gewebsstückes technisch am leichtesten ist und die geringsten kosmetischen Probleme zur Folge haben wird.
Bei tiefergelegenen, kleineren, locker verschieblichen Weichteiltumoren, z. B. in der Axilla, muß dieser lokalisiert werden, wenn der Patient die endgültige Position für die Operation eingenommen hat, da sich die Lage des Tumors dabei nochmals ändern kann.
Weiterhin empfiehlt sich die Markierung, entweder durch einen entsprechenden Einstich beim Setzen der Lokalanästhesie oder durch Markierung mit Hautstift, die auch nach der Desinfektion noch sichtbar bleibt.

Biopsie:
Exzisionsbiopsie

Lokalanästhesie

Oberflächliche Hauttumoren werden mit Lokalanästhetikum unterspritzt, subkutan gelegene Tumoren durch einen Feldblock umspritzt. Die Infiltrationsanästhesie ist zu vermeiden, da der zu entfernende, oft schwer lokalisierbare Tumor im Infiltrat verschwindet, was zum Teil zu erheblichen Schwierigkeiten führen kann (s. S. 16).

Inzision

Die Schnittführung hat vorhandenen Beugungs- bzw. Stauchungsfalten der Haut zu folgen (sog. Pinkus-Linien). Nur wo solche fehlen, richtet sie sich nach den Langerschen Spaltlinien, die der Richtung der elastischen Fasern folgen und nicht immer identisch sind mit den Beugefalten (s. Abb. 13a u. b). Im Gesicht wird die Inzision demnach im Verlauf der Runzeln gelegt, die beim älteren Menschen deutlich sichtbar sind. Beim Jüngeren wird die Schnittrichtung nach Betätigung der mimischen Muskulatur festgelegt (Abb. 12).
An den Extremitäten muß im Gelenkbereich den Beugefalten gefolgt werden, die nie senkrecht durchschnitten werden dürfen. Streckseitig wird die bogige Umschneidung des Gelenkbereichs empfohlen (Abb. 14).
Die Bezirke über dem M. deltoideus, der Skapula und über dem Pektoralis sind besonders keloidgefährdet, da hier die elastischen Fasern der Haut nicht in einheitlicher Richtung verlaufen. Inzisionen im Bereich der Schulter und des oberen Thorax sind daher, wenn möglich, zu vermeiden.

Atraumatische Operationstechnik

Wichtig für eine optimale Narbenbildung ist die saubere, senkrechte Schnittführung durch korrekte Haltung des Skalpells, vor allem bei bogigen Schnitten. Das Traumatisieren der Hautränder, z. B. durch Quetschen mit der Pinzette, ist sowohl bei der Tumorexzision wie auch bei der Naht zu vermeiden. Ein Elektrokauter soll selten, auf keinen Fall jedoch in der Nähe des Hautrandes verwendet werden. Weiterhin soll möglichst wenig und dünnes atraumatisches Nahtmaterial benutzt werden. Die Bildung von Hohlräumen wird durch Adaptation des tiefen Gewebes mit resorbierbarem Nahtmaterial oder durch Einlegen von Redondrainagen vermieden.

Biopsie:
Exzisionsbiopsie

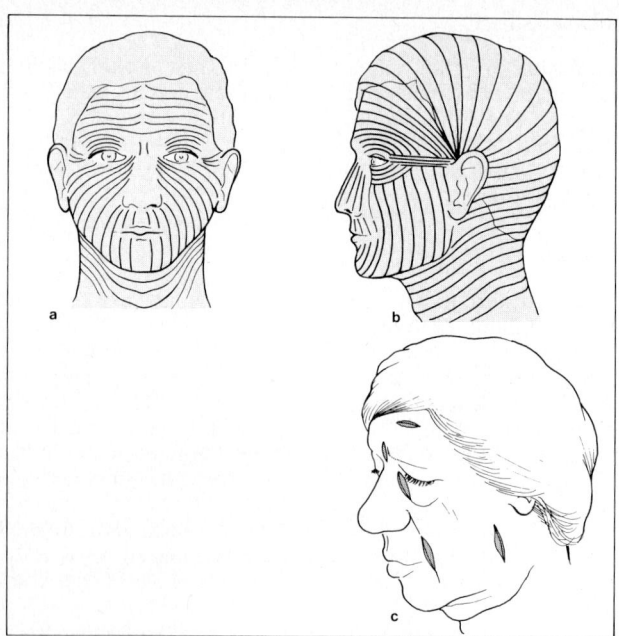

Abb. 12a–c Spaltlinien der Haut im Gesicht, im Verlauf derer sich Runzeln und Falten bilden und an denen sich die Schnittrichtung bei Inzisionen und Hautexzisionen orientieren muß.

Nachbehandlung

Frühzeitige Entfernung des Nahtmaterials und Vermeidung von Spannung auf der heilenden Wunde durch Verwendung von Steristrips. Ruhigstellung bei Wunden im Gelenkbereich.

Gewebefixierung

Sofort nach der Exzision muß das entnommene Gewebe in ein vorbereitetes Gefäß mit Fixierlösung, zumeist 10%iges Formalin, gebracht werden.
Der Behälter muß zuvor mit Namen und Geburtsdatum des Patienten beschriftet worden sein. Bei mehreren Biopsien muß eine zusätzliche Numerierung der Gefäße erfolgen mit entsprechendem Vermerk auf dem Antragsformular.

Biopsie:
Exzisionsbiopsie

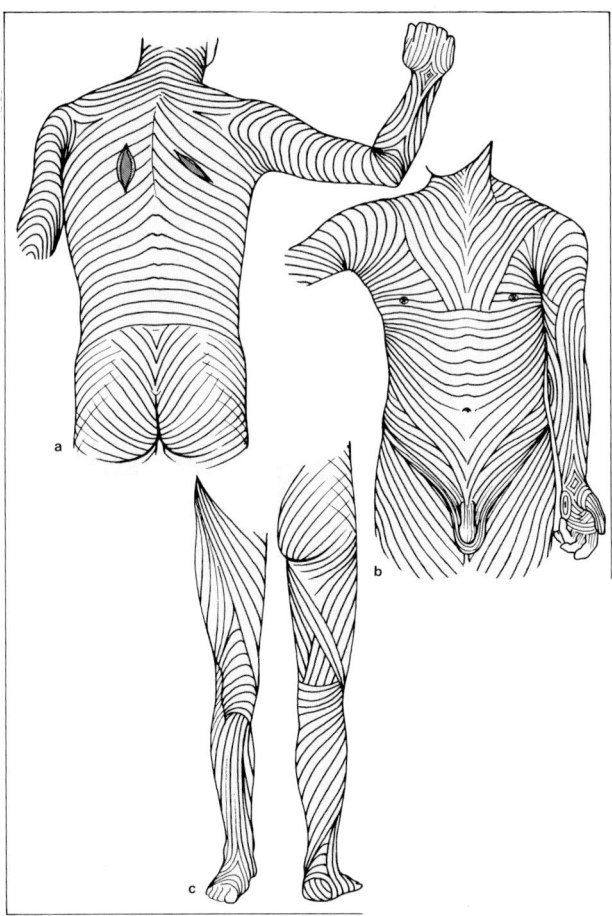

Abb. 13a–c Spaltlinien der Haut an Rumpf und Extremitäten. Die entgegen ihrem Verlauf gelegte Inzision klafft deutlich stärker auf. Beachte, wie die Spaltlinien z. B. in der Ellenbeuge senkrecht zur Beugefalte verlaufen und deshalb hier keinesfalls die Schnittrichtung bestimmen dürfen.

Biopsie:
Exzisionsbiopsie

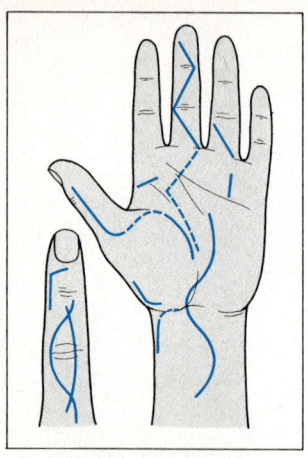

Abb. 14 Verlauf der korrekten Inzisionen an Fingern und Hand.

Das Verhältnis von Gewebe zu Fixierlösung soll 1:20 betragen. Bei folgenden Ausnahmen erfolgt nicht die Fixierung in üblicher Weise:
1. Schnellschnittuntersuchung,
2. bakteriologische Untersuchung aus der Biopsie,
3. zytochemische Untersuchung,
4. elektronenmikroskopische Untersuchung,
5. Immunfluoreszenzuntersuchung.

In diesen Fällen darf das Biopsiematerial nicht in Formalin gebracht werden, sondern wird entsprechend den Angaben des weiterbehandelnden Arztes oder des Pathologen lediglich in eine feuchte Kompresse gewickelt, in physiologische Kochsalzlösung gebracht oder auf Trockeneis schnell tiefgefroren. Ist eine bakteriologische Untersuchung vorgesehen, so muß das Material sofort in ein steriles Röhrchen ohne jeden Zusatz gebracht werden.

Spezielle Biopsien

Lymphknotenbiopsie

Sie dient insbesondere dem Ausschluß von Allgemeinerkrankungen des lymphatischen Systems, z. B. Morbus Hodgkin. In der Mehrzahl Halslymphknotenbiopsien, seltener axillär oder inguinal. Bei multiplem Befall Entnahme des größten Knotens, der ohne wesentliche technische Schwierigkeiten oder kosmetische Nachteile entfernt werden kann. Bei nicht vergrößerten Lymphknoten bevorzugter Entnahmeort zervikal oder axillär. Inguinal weniger sinnvoll, da zumeist unspezifische Lymphadenitis. Gerade beim Verdacht auf Lymphom wird vom Internisten bzw. Pathologen besonders häufig ein Abweichen von der Routinefixation in Formalin gewünscht (s. S. 109).

Muskelbiopsie

Beispielsweise zum Nachweis von Kollagenosen und allgemeinen Gefäßerkrankungen, z. B. wie der Dermatomyositis bzw. Periarteriitis nodosa. Zur Abklärung von Myopathien. Entnahmestellen üblicherweise M. deltoideus, M. vastus lateralis an der Außenseite des Oberschenkels und Wadenmuskulatur bzw. gezielt entsprechend EMG-Befund. Wegen der bekannten Keloidneigung im Deltoideusbereich muß von der erstgenannten Lokalisation abgeraten werden. Nach Hautinzision von etwa 3 cm Länge und Durchtrennung der Faszie wird ein 3 cm langes Muskelfaserbündel entnommen in einem Durchmesser von mindestens 3 mm. Da häufig spezielle Untersuchungen durchgeführt werden, darf das Präparat nicht in Formalin fixiert werden. Vor allem die Diagnose neuromuskulärer Erkrankungen erfordert enzymhistochemische Färbemethoden, die ausschließlich am gefrorenen Muskelgewebe durchgeführt werden können. Die Biopsie sollte deshalb innerhalb von 30 Min. bei 180 °C in flüssigem Stickstoff schockgefroren werden. Als ausreichend wird jedoch auch der Transport in eisgekühlter Thermosflasche innerhalb von 1 Std. angesehen.

Nervenbiopsie

Bei chronischen, generalisierten, peripheren Neuropathien. Biopsie des N. suralis lateral oder distal des Außenknöchels, da dies am wenigsten Ausfälle hervorruft. Zwar können Erkrankungen, die nur die motorischen Fasern betreffen, aus der Biopsie dieses rein sensorischen Nervs eventuell nicht diagnostiziert werden. Da aber bei den meisten Neuropathien beide Äste betroffen sind, ist die histochemische Untersuchung des einen Nervs zumeist ausreichend. Zusammen mit dem Nerv wird immer auch das Begleitgefäß entfernt, aus dem ebenfalls diagnostische Rückschlüsse gezogen

Spezielle Biopsien

werden können. Ist histochemische Untersuchung vorgesehen, keine Fixierung in Formalin (s. S. 114).
Nerven- und Muskelbiopsie:
Wird vom Neurologen, Internisten oder Pädiater bei Verdacht auf degenerative Neuropathie oder Myopathie eine Nerven- und Muskelbiopsie gewünscht, so empfiehlt sich wiederum die Entnahme des N. suralis zusammen mit Wadenmuskulatur ca. 10 cm proximal des Außenknöchels.

Arterienbiopsie

Im allgemeinen Teilexzision der A. temporalis superficialis bei Patienten mit Kopfschmerzen und Verdacht auf Arteriitis temporalis. Die Palpation ergibt hier nicht selten knotige Veränderungen der Schläfenarterie. Die Diagnose wird gesichert durch die Exzision des veränderten Arterienabschnitts (s. S. 116). Zur Abklärung generalisierter Gefäßerkrankungen, wie z. B. der Periarteriitis, dienen Muskelbiopsien, die einen repräsentativen Querschnitt kleiner Arterien liefern.
Cave: Bei Stenosen der A. carotis interna kann die A. temporalis Teil eines wichtigen Umgehungskreislaufes zur zerebralen Blutversorgung sein. In solchen Fällen könnte die Biopsie fatale Folgen haben (Erblindung auf einem Auge, Apoplex). Deshalb muß vorher eine Dopplersonographie der extrakraniellen Gefäße durchgeführt werden.

Feinnadelbiopsie

Allgemeines

Diese Biopsietechnik ist geeignet für die Materialgewinnung aus Knoten und Zysten von Mamma und Schilddrüse sowie aus Lymphknoten. Sie beschleunigt die Abklärung bei Tumorverdacht. Im Prinzip handelt es sich um die Aspiration von Zellen u. Anfertigung eines Ausstriches derselben auf einem Objektträger. Nach sofortigem Fixieren mit einem Spray erfolgt die Beurteilung durch den Zytopathologen entsprechend den Kriterien nach Papanicolaou. Eine negative Zytologie dispensiert bei verdächtigem klinischem Befund jedoch nicht von der Probeexzision. Auf der anderen Seite muß ein zweifelhafter oder sicher maligner Befund durch eine Exzisionsbiopsie gesichert werden, bevor eine entsprechend eingreifende Therapie erfolgt.

Punktionstechnik

Nach Hautdesinfektion Fixieren des Tumorknotens mit der einen Hand. Die andere Hand führt den Spritzenhalter, der die einhändige Aufrechterhaltung eines kontrollierten Dauersogs ermöglicht. In diesen ist eine einfache Plastikspritze mit Luer-Lock-Anschluß

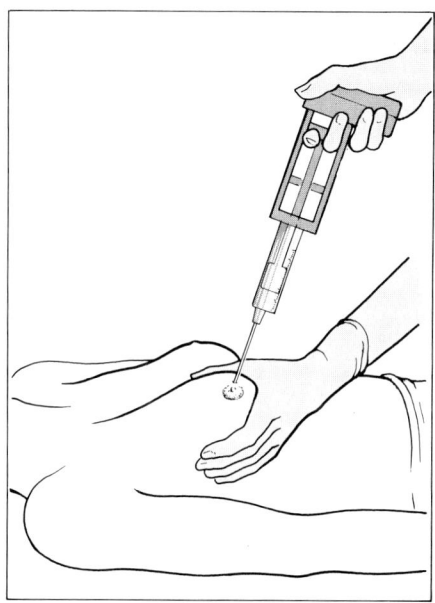

Abb. 15 Technik der Feinnadelpunktion am Beispiel eines Mammaknotens.

Feinnadelbiopsie

mit einer speziellen dünnen Stahlnadel (0,6–0,8 mm) oder einer einfachen 14er Kanüle eingebracht (Abb. 15).
Einführen der Nadel in den Tumor. Auf dem Weg durch Haut und Unterhautgewebe darf noch kein Sog ausgeübt werden, da sonst zu früh Zellen aspiriert werden. Erst nachdem die Nadel Tumorgewebe erreicht hat, wird mit der Aspiration begonnen. Unter ständigem Sog wird die Nadel etwa 5mal fächerförmig im Knoten hin und her bewegt, um möglichst viel von dem verdächtigen Gewebe zu aspirieren.
Danach Zurückziehen der Nadel ohne Sog.
Abnehmen der mit aspiriertem Material gefüllten Nadel. Herausnehmen der Spritze aus dem Spritzenhalter und Füllen derselben mit 1–2 cm^2 Luft.
Wiederaufsetzen der Nadel und Ausdrücken des aspirierten Materials auf einen Objektträger.
Anfertigen eines Ausstriches mit der Vorderkante eines zweiten Objektträgers, der im Winkel von 45° angesetzt wird. Sofortiges Fixieren mit einem Spray (z. B. Merckofix).

Beachte besonders

- Die Punktionsbiopsie von Weichgewebstumoren wird nicht empfohlen. Kleine Veränderungen sollten grundsätzlich in toto im Gesunden exzidiert werden (S. 106). Bei großen Tumoren wird die offene Exzisionsbiopsie unter stationären Bedingungen in Narkose gefordert.
Die Verwendung größerer Punktionskanülen (z. B. Vim Silverman-Nadel oder Travenol-Stanze) zur Gewinnung von Gewebszylindern, die in herkömmlicher Weise histologisch untersucht werden können, bleibt dem Spezialisten in der Klinik vorbehalten.

Punktion von Weichteilergüssen

Allgemeines

Neben den selteneren Punktionen von Schleimbeuteln, Ganglien, Hautblasen oder Hydrozelen stehen in der Ambulanz die Punktionen von Gelenken und die von Weichteilergüssen, wie Hämatomen oder Seromen, im Vordergrund.

Indikation

Entleerung von Hämatomen nach Kontusionen bei eindeutig nachweisbarer Fluktuation.
Entleerung von Wundseromen oder -hämatomen z. B. nach Exzision größerer Weichgewebstumoren.

Technik

Wegen der großen Infektionsgefahr, besonders in Hämatomen, streng aseptische Kautelen, d. h. Kopfbedeckung, Mundschutz, sterile Handschuhe, ausgiebige Hautreinigung und Desinfektion sowie sterile Abdeckung, wie bei Biopsien oder Wundversorgungen.
Infiltrationsanästhesie der Einstichstelle mit feiner Kanüle.
Punktion mit dicker Metallkanüle am tiefsten Punkt.
Eventuell nach kleiner Stichinzision mit spitzem Skalpell, falls der Widerstand der Haut für die Punktionskanüle zu groß ist.
Anschließend, soweit möglich, z. B. an Extremitäten oder am Kopf, Kompressionsverband.

Gelenkpunktion

Indikation

Diagnostik: Zunächst zur Klärung, ob seröser oder hämorrhagischer Erguß vorliegt oder ein Gelenkempyem. Sowie zur Materialgewinnung für bakteriologische Untersuchungen, Rheumaserologie oder zum Nachweis von Harnsäurekristallen.
Therapie: Die Gelenkpunktion dient der Entlastung der Kapsel bei praller Füllung durch Erguß. Die Entleerung eines Hämarthros ist weiterhin Arthroseprophylaxe, da das im Gelenk verbleibende Blut zur frühen Knorpelschädigung führt.
Gleichzeitig können Kristallsuspensionen von Corticosteroiden intraartikulär appliziert werden.

Technik allgemein

Wegen der schweren Folgen eines Gelenkempyems muß jede Gelenkpunktion unter streng aseptischen Kautelen durchgeführt werden. Während beim Punktionsvorgang die Haut mit der Kanüle durchstochen wird, wird ein kleiner Hautzylinder ausgestanzt und gelangt in das Gelenk. War er keimhaltig, so kann es zur Gelenkinfektion kommen. Deshalb muß die Hautdesinfektion nach Art der chirurgischen Händedesinfektion erfolgen, d. h. mit alkoholischen Desinfektionsmitteln und einer Einwirkzeit von 5 Minuten. Dieser Mechanismus der Kontamination entfällt bei Punktion durch eine Stichinzision, die sich auch zur Verringerung des Widerstandes empfiehlt.

Kniegelenk

Punktiert wird im allgemeinen von lateral oder medial über dem oberen Rand der Patella. Das Bein wird auf einer Rolle in der Kniekehle leicht gebeugt gelagert. Die Punktion kann auch direkt von vorn durch das Lig. patellae am unteren Pol der Kniescheibe in 90-Grad-Beugestellung erfolgen (Abb. 16). Bei Hämarthros oder

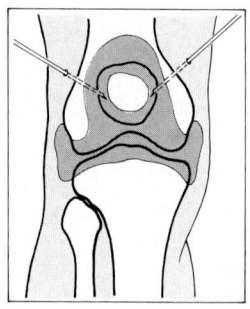

Abb. 16 Punktion des Kniegelenkes am inneren oder äußeren oberen Rand der Patella.

Gelenkpunktion

serösem Erguß soll ein Helfer mit sterilen Handschuhen den Recessus ausdrücken, um eine restlose Entleerung des Gelenks zu sichern.
Nachbehandlung: Bei posttraumatischen Ergüssen Ruhigstellung auf Gipsschiene bzw. im Gipstutor.
Bei chronisch rezidivierenden Ergüssen Schaumgummikompressionsverband, wobei 2 passend zugeschnittene Schaumgummistücke medial und lateral der Patella fest mit elastischer Binde angewickelt werden. Um eine Stauung in den Venen des Unterschenkels mit Gefahr der Thrombosebildung zu verhüten, muß mit dem elastischen Wickeln von den Zehengrundgelenken her begonnen werden.

Ellenbogengelenk

Nur selten muß in der Ambulanz ein Erguß des Ellenbogengelenks punktiert werden. Dies kann von hinten und von lateral erfolgen.
Von hinten sticht man bei rechtwinkelig gebeugtem Ellenbogengelenk unmittelbar über dem Olekranon durch die Trizepssehne ein. Bei schräg nach unten gerichteter Führung gelangt die Nadel in 3–4 cm Tiefe in den hinteren Gelenkabschnitt.
Von der lateralen Seite wird mit der Nadel zwischen Epicondylus lateralis und Radiusköpfchen bei rechtwinkelig gebeugtem Unterarm der vordere Gelenkabschnitt erreicht. Das Radiusköpfchen läßt sich durch Pro- und Supinationsbewegungen in Beugestellung sicher lokalisieren.
Zur restlosen Entleerung eines Gelenkergusses muß eventuell von beiden Punktionsstellen eingegangen werden, da beide Gelenkabschnitte des Ellenbogens praktisch getrennt sind (Abb. 17).

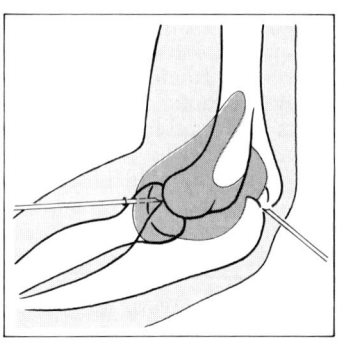

Abb. 17 Punktion des Ellenbogengelenkes von lateral und von hinten.

Weichteilverletzungen

Allgemeines

Sinnvoller als die Einteilung von Wunden entsprechend ihrem Entstehungsmechanismus erscheint für die Praxis die Unterscheidung in einfache Wunden, bei denen nur Haut, subkutanes Fettgewebe und eventuell auch noch Faszie und Muskulatur durchtrennt sind und komplexe Wunden mit Begleitverletzungen von Gefäßen, Nerven oder Sehnen. Weiterhin sind zu unterscheiden saubere bzw. nicht infektionsgefährdete Wunden von stark verschmutzten und kontaminierten Wunden bzw. solchen, die aufgrund ausgedehnter Gewebebeschädigung oder ihrer Lokalisation infektgefährdet sind. Demgemäß werden bei glattrandigen Schnitt- oder Platzwunden, z. B. am Kopf oder an den Händen, kaum Probleme bei der Wundheilung zu erwarten sein. Biß-, Schuß- oder Pfählungswunden sind dagegen immer als stark infektionsgefährdet anzusehen, ungeachtet ihrer Lokalisation. Außerdem ist die unkomplizierte Wundheilung auch glatter Schnittverletzungen nicht gesichert, wenn sie z. B. an der Fußsohle oder am Damm lokalisiert sind.

Wundheilungsstörungen, vor allem durch Hautnekrosen, drohen weiterhin bei Decollement, Quetschwunden oder Lappenwunden, insbesondere wenn sie z. B. am Unterschenkel über der Tibiavorderkante lokalisiert sind.

Untersuchungen

Die Inspektion der Wunde selbst, die häufig bereits mit einem Notverband versorgt ist, muß unter sterilen Kautelen mit Kopfbedeckung, Mundschutz und sterilen Handschuhen durchgeführt werden.

Ausschluß von Begleitverletzungen durch Prüfung der Durchblutung, Sensibilität und Motorik distal der Wunde. Diese Prüfung muß durchgeführt werden, bevor eine Infiltrations- oder Leitungsanästhesie angelegt worden ist, da sonst z. B. Sensibilitätsausfälle im Bereich der Finger nicht zu beurteilen sind.

Röntgenuntersuchungen vor allem bei Kopfplatzwunden, Handverletzungen, zum Ausschluß von Frakturen und Fremdkörpern. Bei Stichverletzungen am Thorax zum Ausschluß eines Pneumothorax.

Kreislaufüberwachung und Hb-Kontrolle bei stark blutenden Wunden, wie z. B. Kopfschwartenverletzungen.

Feststellung, ob Tetanusimmunisierung komplett ist (s. S. 38). Bei Bißwunden durch Tiere Klärung, ob Hinweise für Tollwut bestehen (s. S. 40).

Überprüfung, ob Arbeits- bzw. Wegeunfall vorliegt (Durchgangsarztverfahren).

Weichteilverletzungen

Anamnese bezüglich Allgemeinerkrankungen oder Einnahme von Medikamenten, die die Wundheilung nachteilig beeinflussen könnten (z. B. Diabetes, Arteriosklerose, Malignome bzw. Einnahme von Corticosteroiden, Zytostatika, Antikoagulanzien). In solchen Fällen eventuell besser keine ambulante Versorgung, längere Ruhigstellung, häufigere Wundkontrollen, spätere Entfernung des Nahtmaterials.

Konservative Therapie

- Bei ausgedehnten Wunden mit Begleitverletzungen im ambulanten Bereich zunächst nur Maßnahmen der ersten Hilfe, d. h. Blutstillung, Notverband, Ruhigstellung, Hochlagerung. Blutstillung ausschließlich durch lokalen Druckverband oder digitale Kompression, keine Abbindung, keine Abklemmung.
- Weiterleitung des Patienten in die Klinik.
- Oberflächliche, kleinere Wunden, die älter als 8–12 Stunden sind, oder primär kontaminierte Wunden, wie z. B. Bißverletzungen, bei denen kein Wunddébridement oder eine Fremdkörperentfernung notwendig ist, werden lediglich mit physiologischer Kochsalzlösung gespült und mit einem Salbenband versorgt. Eventuell Ruhigstellung. Kommt es nicht innerhalb von 1–2 Wochen durch Kontraktion der Wundränder und Reepithelialisierung zum Abheilen, so muß Sekundärnaht erfolgen.
- Punktionsverletzungen der Fußsohle, z. B. mit rostigem Nagel, werden ebenfalls zunächst konservativ behandelt durch Ruhigstellung, d. h. Verordnung von Gehstöcken und Bettruhe. Auch bei Anzeichen einer Entzündung vorerst noch konservative Behandlung mit verschärfter Ruhigstellung und Gabe von Antibiotika.
- Stichverletzungen der Hand, aber auch in anderen Lokalisationen werden zunächst nur ruhiggestellt und täglich kontrolliert.
- Defektwunden, deren Ausmaß 1 cm^2 nicht überschreiten, werden lediglich mit Fettgaze verbunden. Sie heilen vor allem bei Kindern und Jugendlichen sehr rasch ab. Dies gilt z. B. für tangentiale Schnittverletzungen der Fingerkuppen.
- Tiefe Abschürfungen werden ebenfalls lediglich mit Fettgaze verbunden.
- Oberflächliche, kleine, glattrandige und saubere Wunden mit entsprechenden glatten Klebeflächen beiderseits der Wundränder können mit Steristrips ohne Anästhesie adäquat versorgt werden (s. S. 73).
- Ältere Fremdkörper, die bereits reizlos eingeheilt sind und keine Beschwerden machen, können belassen werden.

Weichteilverletzungen

Operationsindikation

Jede einfache Wunde, die sich in Infiltrationsanästhesie oder Oberstscher Leitungsanästhesie versorgen läßt, sei es durch primäre Naht, sei es lediglich durch Wunddébridement. Frische, leicht zu entfernende Fremdkörper bzw. ältere Fremdkörper, die Beschwerden machen.
Kontraindiziert ist die ambulante Versorgung ausgedehnter tiefer Wunden, die unübersichtlich, stark verschmutzt oder infiziert sind, dies gilt weiterhin für Wunden mit gesicherter oder fraglicher Begleitverletzung von Gefäßen, Nerven oder Sehnen oder von inneren Organen bei Thorax- oder Abdominalverletzungen.

Operationstechnik

Wunddébridement und primäre oder sekundäre Naht (s. S. 79f).

Tetanus

Allgemeines

Die in Wunden oder auch Schleimhautdefekte eingedrungenen Erreger (Clostridium tetani) vermehren sich unter anaeroben Verhältnissen, ohne selbst zur Wundinfektion zu führen. Bei ihrem Zerfall werden jedoch Toxine gebildet, von denen Tetanospasmin am stärksten wirkt. Die Toxine werden entweder entlang der Nervenscheiden oder der Lymphbahnen zentripetal geleitet, wo sie spezifische Veränderungen an den motorischen Vorderhornzellen und am Gehirn hervorrufen. Daraus resultieren erhöhter Muskeltonus, Krampfanfälle und eventuell zum Tode führende Ateminsuffizienz. Inkubationszeit 4–21 Tage. Überlebende können Dauerschädigungen in Form von Hypoxieschäden oder Wirbelserienfrakturen davontragen. Gesamtletalität 25–40%. Eine sichere spezifische Therapie ist nicht bekannt. Selbst nach überstandenem manifestem Wundstarrkrampf besteht keine dauernde Immunität. Ebensowenig gibt es eine stille Feiung. Durch die Impfprophylaxe kann eine manifeste Erkrankung sicher vermieden werden.

Tetanusgefährdete Wunden

- Starke Verschmutzung, insbesondere mit Erde.
- Tiefe, unübersichtliche Gewebeschädigung mit Taschenbildung (Quetschungen, Schußverletzungen).
- Fremdkörpereinsprengung, vor allem Holzsplitter.
- Gewebenekrosen und Hautulzera.
- Schwere Verbrennungen.
- Verletzungen, die älter als 24 Stunden sind.

Impfstoffe

- Aktive Immunisierung: Tetanustoxoid (Formoltoxoid, Tetanusadsorbatimpfstoff), z. B. Tetanol. Einzeldosis 1 Amp. = 0,5 ml = 75 IE. Keine Gefahr von Nebenreaktionen. Impfschutz ab. 2.–3. Woche.
- Passive Immunisierung: homologes Tetanusantitoxin (humanes Tetanusimmunglobulin), z. B. Tetagam. Einzeldosis 1 Amp = 1,0 ml = 250 IE. Keine Nebenreaktionen. Schutz für etwa 4 Wochen.
  Tierische Immunglobuline, z. B. von Rind oder Pferd, sollten wegen der Anaphylaxiegefahr nicht mehr gegeben werden.

Tetanus

Grundimmunisierung

3 Toxoidinjektionen i.m. im Abstand von 4–8 Wochen und 6–12 Monaten. Auffrischungsimpfung alle 10 Jahre. Bei Kindern ab 3. Monat im Rahmen von Mehrfachimpfungen, z. B. DPT (Diphtherie, Pertussis, Tetanus). In der Praxis zumeist anläßlich einer Verletzung, dann kürzere Intervalle von 2 und 4–6 Wochen, da die Impftermine dann weniger leicht vergessen werden und immer noch ein ausreichender Impfschutz gewährleistet wird.
Die adäquate aktive Immunisierung sollte jedem Menschen empfohlen werden, vor allem aber vor Reisen in Länder der dritten Welt.

Impfung nach Verletzungen

Zunächst Kontrolle des Immunstatus des Verletzten anhand des Impfpasses, sofern er vorliegt, meist jedoch durch Befragen des Patienten. Dabei präzise Fragen nach Anzahl und Abstand der Impfungen. Klären, ob diese anläßlich einer Verletzung oder im Rahmen einer Grundimmunisierung gegeben wurden. Patienten berichten häufig, daß sie bereits 3 Impfungen erhalten haben, dabei handelt es sich jedoch nicht selten um 2 Injektionen der Simultanimpfung im Verletzungsfall und die 2. Impfung 2–4 Wochen später. Die 3. aktive Impfung, also die 4. Injektion insgesamt, wurde jedoch, wie leider oft, vergessen. Die Patient ist nicht adäquat geschützt.
Je nach Impfschutz und Art der Verletzung gelten folgende Empfehlungen (S. 39 oben):
Schema der Tetanus-Prophylaxe bei Verletzungen (Neubearbeitung der Empfehlungen der Deutschen Gesellschaft für Chirurgie von 1983)

- Im Gegensatz zu den früheren Empfehlungen wird nach diesen neueren Richtlinien bei ungenügendem Impfschutz, also nur noch bei tetanusgefährdeten Wunden, eine Simultanimpfung vorgenommen. Dabei werden jeweils 0,5 ml Tetanustoxoid und 250 IE homologes Tetanusimmunglobulin durch gesonderte Injektionen z. B. auf gegenüberliegenden Körperseiten gegeben.
- Die Injektionen erfolgen am besten intramuskulär, intragluteal oder in den Oberarm, können aber auch subkutan gegeben werden.
- Die bei einer Verletzung begonnene Impfung muß in jedem Fall von mangelnder Immunität im Sinne einer kompletten Grundimmunisierung fortgesetzt werden.
- Die anläßlich einer Verletzung verabreichte Auffrischimpfung unterbricht die hierfür vorgesehene Frist von 10 Jahren. Mit der Impfung wird ein neuer Ausgangspunkt für diese Frist gesetzt.

Tetanus

Vorgeschichte der Tetanus-Immunisierung (Dosen Impfstoff)	saubere geringfügige Wunden		alle anderen Wunden	
	T	TIG	T	TIG
Unbekannt	ja	nein	ja	ja
0–1	ja	nein	ja	ja
2	ja	nein	ja	nein[+++]
3 oder mehr	ja[+]	nein	ja[++]	nein

T = Tetanustoxoid   TIG = Tetanusimmunglobulin

+ nein, wenn seit der letzten Impfstoffinjektion weniger als 10 Jahre vergangen sind

++ nein, wenn seit der letzten Impfstoffinjektion weniger als 5 Jahre vergangen sind

+++ ja, wenn die Verletzung länger als 24 Stunden zurückliegt

Beachte besonders

- Das Infektionsrisiko hängt nicht von der Ausdehnung der Verletzung allein ab. Auch kleinste Hautverletzungen sind tetanusgefährdet. Das heißt, auch bei oberflächlichen Hautabschürfungen muß bei fehlender Immunisierung geimpft werden. Ebenso wie bei diesen Bagatellverletzungen wird leider auch bei Verbrennungen oder Erfrierungen häufig nicht an die Notwendigkeit der Tetanusimmunisierung gedacht.
- Die wichtigste Wundstarrkrampfprophylaxe ist jedoch die adäquate Lokalbehandlung in Form von Wundexzision und Wundreinigung.
- Bei Verletzungen eingedrungene Tetanuserreger können in inaktiver Form jahrelang im Gewebe liegen bleiben und bei erneuter Verletzung bzw. Operation aktiviert werden. Deshalb z. B. vor Entfernung alter Splitter Überprüfung des Tetanusschutzes.
- Jede Impfung muß im Impfpaß eingetragen werden.
- Manifester Tetanus ist meldepflichtig.
- Unterlassung der Impfung bei Weigerung des Patienten nur gegen rechtskräftige Unterschrift desselben.

Tollwut

Allgemeines

Tollwuterreger (Rhabdoviren) können von allen warmblütigen Wirbeltieren, die manifest erkrankt sind, auf den Menschen übertragen werden. Die Viren befinden sich im ZNS, Speichel, Urin und gelegentlich in der Milch der Tiere. Die Übertragung erfolgt vor allem durch Biß oder durch das Lecken von kleinen Hautverletzungen oder Epitheldefekten, z.B. Schürf- oder Kratzwunden. Inkubationszeit 1–4 Monate, Extremwerte 10 Tage bis 1 Jahr. Letalität 60–80%.
Klinisch zunächst uncharakteristische Prodromalerscheinungen, wie Kopfschmerz und Appetitmangel, eventuell Schmerzen und Brennen an der ehemaligen Eintrittsstelle, dann jedoch charakteristische Schluckbeschwerden mit Widerwillen gegen die Aufnahme von Flüssigkeit. Im weiteren Verlauf Symptome einer akuten Enzephalitis der konvulsiven oder paralytischen Form mit gesteigerter Reflexerregbarkeit, Schlingkrämpfen, vermehrter Speichelsekretion. Schließlich motorische und sensible Ausfälle verschiedener Lokalisation.

Tollwutverdacht

Verdächtig sind ungewohnt aggressive Haustiere, insbesondere nach vorherigem Kontakt mit wilden Tieren sowie auffallend zahme Wildtiere. Gefahr droht auch bei Kontakt mit verendetem Wild. Pathognomonisch ist beim Tier der auffallende Speichelfluß. Gefährdung besteht weiterhin bei jedem Tierbiß ohne ersichtlichen Grund in tollwutverseuchtem Gebiet.

Untersuchungen

Es besteht keine Möglichkeit, beim Menschen nach entsprechender Bißverletzung die Verdachtsdiagnose Tollwut zu bestätigen. Deshalb muß bei begründeter Annahme einer Übertragung immer Impfung und entsprechende Lokaltherapie erfolgen. Die Sicherung der Diagnose geschieht über das Tier. Histologisch lassen sich im Gehirn des Tieres die sogenannten Negri-Körperchen nachweisen, außerdem kann die Diagnose durch einen Fluoreszenz-Antikörpertest mit Hirngewebe innerhalb von 24 Stunden gestellt werden. Diese Untersuchungen sind jedoch bei negativem Ausfall nicht 100%ig sicher. Deshalb sollte ein verdächtiges Tier nicht sofort getötet, sondern mindestens 10 Tage unter Aufsicht eines Tierarztes beobachtet werden. Ein infiziertes Haustier verendet meist innerhalb von 10–14 Tagen. Bleibt es 10 Tage (Katzen u. Hunde 5 Tage) symptomlos, so kann Tollwut mit Sicherheit ausgeschlossen werden und die begonnene Impfung abgebrochen werden. Verendet das Tier, so muß die histologische Untersuchung des Gehirns in

Tollwut

einem veterinärmedizinischen Institut veranlaßt werden. Eine Fortsetzung der Impfung ist dann aber ungeachtet der Untersuchungsergebnisse indiziert.

Impfstoffe

- Aktive Immunisierung:
HDC-Vakzine (Human diploid cell), auf menschlichen Fibroblastengewebekulturen gezüchtete und inaktivierte Viren, z. B. Rabivac. Flaschen mit Trockensubstanz für 1,0 ml. Dosierung: je 1,0 ml i.m.
Im Gegensatz zu den früheren Impfstoffen, die auf Entenembryogewebekulturen gezüchtet wurden, wesentlich geringere Gefahr lokaler und allgemeiner Nebenwirkungen, deshalb großzügige Indikationsstellung zur Impfung und Durchführung auch ambulant möglich.
- Passive Immunisierung:
Humanes Rabies-Immunglobulin, z. B. Hyperab, Flaschen zu 2 und 10 ml mit 150 IE/ml. Dosierung 20 IE/kg KG, davon die Hälfte i.m., die andere Hälfte wird lokal um die Wunde infiltriert. Ausschließlich postexpositionell als Simultanimpfung. Gleichzeitig mit der ersten Impfstoffdosis an einer anderen Körperstelle. Keine wiederholte Injektion des Immunglobulins, da sonst Störungen der aktiven Immunisierung mit HDC-Vakzine.

Impfprophylaxe

Präexpositionelle Impfung bei erhöhtem Risiko empfohlen, z. B. bei Veterinären, Tierpflegern, Jägern und Förstern. Impfschema: HDC-Vakzine 1×1,0 ml am Tag 0, 28 und 56. Alternative: 4 Injektionen an den Tagen 0, 3, 7 und 21. Impfschutz hält 3–5 Jahre. Auffrischung alle 3 Jahre empfohlen.

Postexpositionelle Impfung

Alle Personen, bei denen die Gefahr einer Tollwutinfektion besteht, sind unverzüglich zu impfen. Im Zweifelsfall kann immer geimpft werden. Falls sich das tollwutverdächtige Tier im Laufe der eingeleiteten Behandlung als nicht erkrankt erweist, kann die Immunisierung als prophylaktische Impfung weitergeführt werden. Die Indikation ist gegeben bei:

- Biß durch ein sicher tollwutkrankes Tier.
- Biß durch ein tollwutverdächtiges Tier, das kurze Zeit nach dem Biß eingeht.
- Biß durch ein Tier ohne ersichtlichen Grund in tollwutverseuchtem Gebiet.

Tollwut

- Bißverletzung bei Kindern, wenn über den Unfallhergang keine Angaben zu gewinnen sind.
- Kontakt von Hautverletzungen mit Sekreten tollwutverdächtiger Tiere.
- Kontakt mit Tierleichen bei unbekannter Todesursache, insbesondere bei Wild.

Impfschema bei fehlender Immunität: 1,0 ml HDC-Vakzine an den Tagen 0, 3, 7, 14, 30 und 90. Bei allen Verletzungen durch Wildtiere oder sicher tollwütige Tiere und bei als besonders gefährlich geltenden Bißverletzungen, d. h. bei multiplen Verletzungen sowie Kopf-, Gesichts-, Nacken- oder Fingerbissen ist eine gleichzeitig mit der Impfung durchzuführende passive Immunisierung mit Tollwutimmunglobulin erforderlich. Bei vorhandener Grundimmunisierung, die nicht länger als 5 Jahre zurückliegt: 2 Auffrischimpfungen am Tage 0 und 3. Liegt Grundimmunisierung weniger als 1 Jahr zurück, genügt 1 Impfung (Empfehlungen der Bundesärztekammer vom Oktober 1988).

Lokale Behandlung

1. Wunddesinfektion: Über die übliche Wundreinigung, durch Spülung und Débridement hinaus (s. S. 79f) muß die kontaminierte Verletzung bei Tollwutverdacht zunächst mit Seife und Wasser gereinigt werden. Anschließend erfolgt die Desinfektion nicht nur der Haut in der Umgebung, sondern der Wunde selbst mit Desinfektionsmitteln, wie 40–70%igem Alkohol, Merfen oder einer 0,1%igen Lösung einer quarternären Ammoniumverbindung (z. B. Zephirol). Dadurch soll in die Wunde gelangtes Tollwutvirus ausgewaschen bzw. zerstört werden.
Zuvor müssen Seifenreste gründlich mit Wasser ausgewaschen werden, da sie die Wirkung der Ammoniumbasen aufheben.
2. Infiltration mit Immunglobulin:
Infiltration der Hälfte der errechneten Gesamtdosis, also von 10 IE/kg KG in die Umgebung der Wunde.

Beachte besonders

- Prinzipiell darf keine Bißwunde genäht werden. Eventuelle Ausnahmen bei Gesichtsverletzungen aus kosmetischen Gründen bleiben dem Spezialisten vorbehalten. Nur von ihm kann auch die Unterlassung einer Wundrandexzision im Bereich von Gesicht und Händen erwogen werden.
- Jeder Tollwutverdacht ist meldepflichtig.
- Über die Beschäftigung mit dem Problem Tollwut darf die routinemäßige Kontrolle bzw. Sicherung des Tetanusimpfschutzes nicht vergessen werden.

Benigne Hauttumoren: Pigmentzellgeschwülste

Allgemeines

Prinzipiell sind sicher gutartige pigmentierte Hautveränderungen ohne Tendenz zur malignen Entartung zu trennen von Nävi, die sich zum Malignom entwickeln können, und vom Melanom. Während erstere auch in der Ambulanz exzidiert werden können, dürfen letztere nicht ambulant und nur vom Spezialisten behandelt werden. Eine sichere Unterscheidung der verschiedenen benignen Pigmentzellgeschwülste der Haut ist nur durch die histologische Untersuchung möglich.

Lentigo

Bis linsengroße, im Hautniveau liegende, manchmal auch leicht erhabene, dunkelbraune Flecken mit zumeist glatter Oberfläche. In der Kindheit nur vereinzelt, beim Erwachsenen regelmäßig in mehr oder minder großer Zahl. Lokalisation an Stamm, Gesicht und Extremitäten. Keine Vermehrung nach Sonnenbestrahlung. Histologisch Vermehrung von Melanozyten und Hyperpigmentierung des Basalzell-Lagers. Entwicklung zum malignen Melanom möglich.

Nävuszellnävus

Hell- bis dunkelbraune, flache, gelegentlich auch erhabene Hauttumoren. Zumeist nur wenige Millimeter groß, gelegentlich jedoch auch großflächig und nicht selten behaart (Tierfellnävi). Entwickeln sich im allgemeinen in der Kindheit und werden im Alter wieder seltener, sind zum Teil schon bei Geburt vorhanden. Bestehen aus Nävuszellen (gutartige Abkömmlinge der epidermisständigen, neurogenen Melanozyten). Histologisch werden unterschieden je nach Lage dieser Zellen:
Intraepidermaler Nävuszellnävus (Junktionsnävus).
Epidermokorialer Nävuszellnävus (Compound-Nävus).
Korialer Nävuszellnävus (intradermaler Nävus).
Keine Gefahr der malignen Entartung durch operative Entfernung, sehr wohl aber durch chronische mechanische Irritation (z.B. durch Gürtel, Armband o.a.).
Angesichts der Häufigkeit des Vorkommens Entwicklung zum malignen Melanom äußerst selten. Gefährdet sind Kinder mit Tierfellnävi.

Benignes juveniles Melanom

Äußerlich sehr variable, stecknadelkopf- bis markstückgroße Knoten oder flache Infiltrate, farblich zwischen Gelblichrosa und Schwarzbraun schwankend, meist jedoch rötlich bis rotbraun.

Benigne Hauttumoren:
Pigmentzellgeschwülste

Glatte oder höckerige Oberfläche. Vorwiegend bei Kindern. Lokalisation am häufigsten im Gesicht, aber auch überall sonst möglich. Im Vergleich zum Nävuszellnävus selten. Histologisch Aufbau wie Compound-Nävus, bestehend aus fehlgebildeten Melanozyten, die teils wie Melanomzellen, teils wie Nävuszellen aussehen. Maligne Entartung bisher nicht nachgewiesen.

Blauer Nävus

Blauer oder blauschwarzer Fleck oder Knoten, selten über erbsengroß, von glatter Oberfläche, selten multipel. Vorwiegend am Kopf und in der Kreuzbeingegend sowie an Hand- und Fußrücken. Entwickelt sich ab 4.–5. Lebensjahr (Mongolenfleck), kann bis ins Erwachsenenalter persistieren, bildet sich jedoch häufig zwischen 7. und 13. Lebensjahr zurück. Maligne Entartung extrem selten.

Melanom

Differentialdiagnostisch muß bei allen Pigmentnävi stets an das Melanom gedacht werden. Das Vorkommen dieses bösartigsten aller Hauttumoren hat in den letzten 15 Jahren eine Steigerung um das Fünffache erfahren. Während die Prognose nach Exzision bei Frühdiagnose ausgezeichnet ist, wird sie nach eingetretener Metastasierung infaust. Melanome können am ganzen Körper auftreten, sie werden besonders leicht übersehen bei Lokalisation an der Fußsohle, anal, subungual und am Handteller.
Melanomverdacht besteht bei:
neu entstandenem Nävus,
Pigmentnävus mit Durchmesser über 5 mm,
dunkler, schwarz-brauner Pigmentierung mit rötlichen, weißlichen oder grauen Bezirken,
asymmetrischem Nävus,
unregelmäßiger, bogiger, zackiger, unscharfer Begrenzung,
Pigmentwechsel (heller, dunkler, mehrfarbig),
Veränderungen in der Umgebung (Rötung, Schwellung, Aufhellung),
Mißempfindungen im Nävus (Jucken, Brennen, Schmerzen),
nässenden, ulzerierenden, blutenden Läsionen,
plötzlicher Größenzunahme,
plötzlichem Erhabenwerden eines bis dahin flachen Nävus,
Auftreten von Satellitennävi.

Differentialdiagnose

Seborrhoische Keratose (Alterswarze),
subunguale Einblutungen,

Benigne Hauttumoren: Pigmentzellgeschwülste

Einblutungen unter Hornschwielen,
Histiozytome,
Fibrome,
Granuloma pyogenicum,
thrombosierte Angiome,
pigmentierte Basaliome,
Plattenepithelkarzinome.

Operationsindikation

Prinzipiell ist die Indikation zur Exzision immer gegeben, um Material zur histologischen Untersuchung zu gewinnen zur Sicherung der Diagnose, auf Wunsch eines beunruhigten Patienten auch bei gänzlich unverdächtigen Hautveränderungen.
Besonders dringlich ist sie jedoch, wenn die oben aufgeführten melanomverdächtigen Befunde vorliegen. Weiterhin stellen Wachstumstendenz und ständige mechanische Irritation absolute Indikationen dar. Hier ist die operative Entfernung der betroffenen gutartigen Pigmentnävi als echte Melanomprophylaxe Therapie der Wahl.
Erfolgt die sparsame Exzision sicher im Gesunden, so ist auch im Falle eines Melanoms nicht mit einer Metastasierung zu rechnen. Der Eingriff kann also durchaus ambulant und in örtlicher Betäubung vom Nichtspezialisten durchgeführt werden. Ein einzeitiges Vorgehen mit Schnellschnittuntersuchung und evtl. unmittelbar anschließender weiter Exzision und plastischer Deckung ist nicht erforderlich.

Beachte besonders

Das zweizeitige Vorgehen ist gerechtfertigt und praktikabel unter der Voraussetzung, daß die weite Nachexzision nicht später als 4 Wochen nach der Exzisionsbiopsie erfolgt. Eine Verschlechterung der Prognose von Melanomen durch gesteigerte Frequenz von Metastasen konnte in diesbezüglichen Studien nicht nachgewiesen werden.
Kontraindiziert sind konservative Behandlungsmethoden, wie Kürettage, Verschorfung oder Verätzung, Kryochirurgie oder Laserbehandlung. Zum einen wird kein Material zur histologischen Untersuchung gewonnen, zum anderen besteht bei wiederholter Traumatisierung durch diese Maßnahmen die Gefahr der malignen Entartung.
Noch gefährlicher sind inadäquate Exzisionen maligner Melanome.

Benigne Hauttumoren:
Pigmentzellgeschwülste

Operationstechnik

Pigmentnävi werden in Infiltrationsanästhesie spitz-ovalär exzidiert. Läsionen mit einem Durchmesser von weniger als 0,5 cm können auch mit einer Hautstanze entfernt werden. Dabei ist strengstens darauf zu achten, daß sicher im Gesunden, d. h. im nicht pigmentierten Bezirk exzidiert wird. Ein Sicherheitsabstand von 0,5–1 cm ist anzustreben.

Benigne Hauttumoren:
Keratosen, Keratoakanthom

Aktinische Keratose

Kutane Hornbildung, Hautareale mit verdickter Epidermis mit Schuppen und Krusten bedeckt, besonders bei älteren Menschen, lokalisiert an sonnenexponierten Bezirken, insbesondere an Kopf, Rücken und Extremitäten. Maligne Entartung in etwa 12% möglich.

Seborrhoische Keratosen

Fettige, dunkelbraune, erhabene, gut begrenzte verhornte Hautveränderungen. Hauptsächlich bei Erwachsenen, lokalisiert an bedeckten Stellen, insbesondere am Rumpf.

Keratoakanthom

Umschriebene, verhornende Hyperplasien des Plattenepithels mit sehr raschem Wachstum und zum Teil zentraler Nekrose. Entstehen vorwiegend in den der Sonne ausgesetzten Hautpartien, neigen zur spontanen Regression.
Differentialdiagnostisch rein morphologisch oft schwer vom Plattenepithelkarzinom abzugrenzen. Letzteres wächst jedoch langsam und zeigt keine spontane Rückbildungsneigung.

Konservative Therapie

Kürettage, Elektrokoagulation oder Kältetherapie bei der aktiven Keratose und beim seborrhoischen Keratom möglich.

Operationsindikation

In der Ambulanz nur bei sicher benignen Veränderungen nach dermatologischem Konsilium. Exzision des Keratoakanthoms.
Therapie der Wahl zur Sicherung der Diagnose.
Aus kosmetischen Gründen bei Läsionen im Gesicht.

Operationstechnik

Exzision in Infiltrationsanästhesie (s. S. 104f).

Benigne Hauttumoren:
Dermoidzysten, Epithelzysten

Dermoidzysten

Angeborene Zysten, ektodermale Einstülpungen von Epithelkeimen während der embryonalen Entwicklung. Subkutan gelegene kugelige Vorwölbungen, die Horn, Talg und Haare enthalten. Lokalisiert bevorzugt im Gesicht, im Bereich der Augenwinkel bzw. der Nasenwurzel sowie in der Kreuz- bzw. Steißbeingegend. Die Haut über dem Tumor ist meist verschieblich, dieser selbst jedoch wegen Verwachsungen mit dem Periost auf seiner Unterlage nicht mobil. Maligne Entartung ist möglich, häufiger jedoch Infektionen, insbesondere beim Sakraldermoid. Dort nach Spontanperforation häufig hartnäckige Fistelbildung. Differentialdiagnose: Pilonidalsinus (Steißbeinfistel). Erworbene Sinusbildung durch Einbohren von Haaren in die mazerierte Haut der Gesäßfalte, d. h. der Rima ani, z. B. bei Überbelastung (Jeepfahrerkrankheit) mit Neigung zu abszedierenden Infektionen.

Epithelzysten

Zumeist nach Trauma in die Subkutis versprengte Epithelinseln, die als kleine, höchstens kirschgroße, pralle, glatte, runde, subkutan gelegene Tumoren imponieren, die Talg oder hornartiges Material enthalten. Lokalisiert bevorzugt in den Handflächen und an den Fingern volar sowie an der Fußsohle. Eventuell ist über dem Tumor noch die Narbe von der ursprünglichen Verletzung sichtbar. Die Haut ist in diesem Bezirk adhärent.

Durch ständigen Druck kann sich über der Zyste eine Schwiele bilden, die die eigentliche Ursache verdeckt. Bei Berührung stechende Schmerzen im Bereich einer Hornhautschwiele weisen evtl. auf eine darunterliegende Epithelzyste hin.

Operationsindikation

Exzision zur Sicherung der Diagnose durch histologische Untersuchung sowie bei Beschwerden oder aus kosmetischen Gründen.
Exzision von Sakraldermoid oder Inzision einer Abszedierung in der Ambulanz sind kontraindiziert.

Operationstechnik

Exzision, bei Epithelzysten unter Mitnahme der adhärenten Haut in Infiltrationsanästhesie oder Feldblock (s. S. 104f).

Benigne Hauttumoren:
Fibrome

Rundliche, häufig gestielte, langsam wachsende, gutartige Bindegewebstumoren. Als Verruca carnea (Fleischwarze) breitgestielt, meist pigmentiert, im Gesicht oder Nacken. Als Fibroma pendulans oft groteske, lang und dünngestielte, Tumorbildung am Oberarm, Rücken oder Oberschenkel. Entsprechend dem Faserreichtum werden weiche Fibrome und die selteneren, faserreichen, harten Fibrome unterschieden.

Operationsindikation

Zur Sicherung der Diagnose durch histologische Untersuchung.
Aus kosmetischen Gründen.
Bei mechanischer Reizung.

Operationstechnik

Exzision breitbasiger Fibrome in Infiltrationsanästhesie (s. S. 104f). Exzision gestielter Fibrome durch einfache Durchtrennung des Stiels im Hautniveau nach Infiltrationsanästhesie an der Basis.

Hypertrophe Narben, Keloide

Allgemeines

Bleibt eine Narbe länger als 18–24 Monate rötlich erhaben und verbreitert sowie von Juckreiz begleitet, so liegt eine hypertrophe Narbe oder ein Keloid vor.
Besondere Neigung hierzu bei Kindern vor der Pubertät, Mittelmeerrassen, Negern, Rothaarigen. Prädilektionsstellen vor allem über dem M. deltoideus, infraklavikulär und prästernal, da hier unregelmäßiger Verlauf der elastischen Fasern der Haut.

Hypertrophe Narben

Entstehen zumeist nach Störung der Wundheilung, z. B. durch zu große Spannung oder durch Wundinfektion. Sind auf das Gebiet der ursprünglichen Inzision beschränkt, haben Rückbildungstendenz u. verursachen geringe subjektive Beschwerden. Nach Exzision und nun ungestörter Wundheilung besteht geringe Rezidivneigung.

Keloide

Charakteristisch ist die tumorartige Narbenwucherung, die über den ursprünglichen Wundbezirk hinausgeht und in die Umgebung infiltriert. Kann auch nach reizloser Wundheilung auftreten. Keine Rückbildungstendenz. Subjektive Beschwerden durch Juckreiz und Berührungsempfindlichkeit. Hohe Rezidivneigung auch nach kompletter Exzision. Verschiedene Theorien bezüglich der Ursache, u. a. z. B. die einer Allergie auf Talgdrüsensekret, da Keloide nur da vorkommen, wo Talgdrüsen vorhanden sind.

Prophylaxe

Inzision im Verlauf der Spaltlinien der Haut. Keine Längsinzision durch querverlaufende Beugefalten. Keine Naht unter Spannung. Ruhigstellung. Frühzeitige Entfernung des Nahtmaterials und Verwendung von Steristrips.
Vermeidung der Prädilektionsstellen (s. oben) bei Biopsien multipler Haut- oder Weichteiltumoren.
Kompressionsbehandlung mit elastischen Binden oder nach Maß gefertigten Kompressionskleidungsstücken (z. B. Jobst Pressure Garnments).
Bei bekannter Keloidneigung lokale Applikation von Corticosteroiden.
Präoperative Bestrahlung vor Exzision eines Keloids zur Rezidiv-Prophylaxe.

Hypertrophe Narben, Keloide

Konservative Therapie

Kompressionsbehandlung (s. oben!).
Bestrahlung, z. B. 200 rd/Woche bis zu einer Gesamtdosis von 2000 rd.
Lokalapplikation von Corticosteroiden, entweder in Salbenform, insbesondere als Okklusionsfolie.
Oder Injektion von Kristallsuspension (z. B. Volon-A) im Verhältnis 1:1, mit Lokalanästhetikum gemischt, direkt in den Narbenwulst. Besonders empfohlen wird hierzu die Verwendung der Dermojet-Impfpistole, die schmerzarm multiple Injektionen in das Keloid ermöglicht.

Operationsindikationen

Im ambulanten Bereich nur Exzision kleinerer hypertropher Narben oder Keloide, die eine primäre Naht ohne Spannung zulassen.
Therapieresistente, kosmetisch oder funktionell störende hypertrophe Narben oder Keloide. Juckende bzw. ulzerierende Keloide.
Wegen der möglichen spontanen Rückbildung hypertropher Narben endgültige Indikationsstellung eventuell erst nach 12 Monaten.
Da Kinder vor der Pubertät verstärkt zur Bildung hypertropher Narben neigen, sollten Korrekturen möglichst erst nach der Pubertät erfolgen.

Operationstechnik

Hypertrophe Narben: Exzision und Naht (s. S. 104f).
Keloide: Exzision nach Vorbestrahlung, anschließend Nachbestrahlung bzw. perioperative Gabe von Corticosteroiden lokal und systemisch. Kompressionsbehandlung.

Beachte besonders

- Die einfache Exzision eines Keloids mit primärer Naht ohne jede zusätzliche Therapie ist kontraindiziert, da sie immer zum Rezidiv führt.

Warzen

Allgemeines

Plane, juvenile, vulgäre oder plantare Warzen sind gutartige infektiöse Tumoren der Epidermis, hervorgerufen durch Papovaviren. Sowohl Selbstinokulation wie Fremdinokulation sind möglich. Inkubationszeit 1–8 Monate. Spontanheilung in etwa 20%. Betroffen sind vor allem Jugendliche. Lokalisation bevorzugt an Händen und Füßen. Beschwerden bei Sitz im Nagelfalz sowie in den Handflächen und der Fußsohle. Bei den plantaren Warzen häufig dornförmiges Vorwachsen in die Subkutis unter dem ständigen Druck bei Belastung. Die hyperkeratotische Papel schleift sich dabei ab, und es bildet sich eine Schwiele. Die sogenannte Dornwarze ist dann oft kaum noch zu erkennen, muß aber vermutet werden, wenn unter einer Schwiele bei Belastung stechende Schmerzen auftreten.

Differentialdiagnose

Bei Plantarwarzen: Fremdkörpergranulom, Epithelzyste, Klavus.

Untersuchungen

Ausschluß peripherer Durchblutungsstörungen bzw. Lymphabflußbehinderung beim Jugendlichen, da hierbei gehäuft Warzen auftreten.
Ausschluß eventuell vorliegender sekundärer zellulärer Immundefekte, die Ursache des gehäuften Auftretens von Warzen sein können.

Konservative Therapie

Von der Vielzahl der Behandlungsempfehlungen seien nur einige aufgeführt. Bei allen Methoden muß mit Rezidiven gerechnet werden.
Am gebräuchlichsten ist das Abpflastern mit salicylsäurehaltigem Pflaster, wobei nur die Warze selbst mit der 60%igen Salicylsäure in Berührung kommen sollte, da es sonst zu Mazerationen der benachbarten Haut kommt. Nach 3 Tagen Abnahme des Pflasters und Kürettage mit dem scharfen Löffel. Je nach Bedarf Wiederholung dieser Prozedur.
Eventuell zusätzlich Auftragen eines fluoruracilhaltigen Lacks (Verumal), mehrmals täglich. Bei sehr kleinen Warzen Behandlungsdauer 2–3 Wochen, bei größeren über 6 Wochen. Wöchentliches Abtragen der weichgewordenen Hornmassen mit dem scharfen Löffel. Zur Unterstützung dieser Therapie heiße Kochsalzbäder.

Warzen

Ebenfalls häufig durchgeführt wird das Abtragen mit der elektrischen Schlinge, mit zusätzlicher Verätzung des Wundgrundes mit Fe-3-chlorid.
Weitere Alternativen sind Bleomycininjektionen mit dem Dermojet (0,1 ml mit 75 µg Bleomycin, Kochsalzlösung und Lidocain) in die Warzen oder die Beseitigung mittels Flüssigstickstoff. Der auf $-192\,°C$ gekühlte Metallstab wird 30–40 Sekunden auf die Warze gehalten, die dann in einer Blase abgehoben wird und nach 8–10 Tagen abfällt. Gute Erfolge werden auch mit Strahlentherapie erzielt.
Unbestritten ist auch ein gewisser Erfolg der Suggestivbehandlung, z. B. durch Scheinbestrahlung.

Operationsindikation

Auch die Exzision und Naht ist mit Rezidiven belastet. Sie sollte daher nur im Ausnahmefall nach Versagen konservativer Therapie oder bei mechanischer Irritation durchgeführt werden. Insbesondere bei ungünstiger Lokalisation, z. B. im Nagelbett, an der Fußsohle oder im Gelenkbereich Exzision nur bei entsprechenden Beschwerden und nach Versagen der konservativen Therapie.
Exzision von Plantarwarzen nur im Ausnahmefall, da Rezidive häufig und zusätzlich Gefahr der Narbenbeschwerden.

Operationstechnik

Exzision und Naht in Infiltrationsanästhesie oder Leitungsanästhesie (s. S. 104f).
Bei Plantarwarzen postoperativ Ruhigstellen, Verordnung von Gehstöcken.

Benigne Weichgewebstumoren

Allgemeines

Nichtepitheliale, extraskelettäre Geschwülste, ausgenommen Tumoren der Glia, des RES, der Stützgewebe, spezifischer Organe und Eingeweide sowie Tumoren des Mediastinums oder Retroperitoneums. Trennung in maligne oder benigne Tumoren für den klinischen Untersucher meist unmöglich, oft auch für den Pathologen problematisch. Gutartige Tumoren können bei fehlender Kapsel infiltrativ wachsen, während hochmaligne eine Pseudokapsel bilden können, die aus den äußeren, vom Druck des umgebenden Gewebes abgeflachten Tumorschichten besteht. Histologisch reife, differenzierte, sicher benigne Geschwülste können zahlreiche Male rezidivieren. Histologisch weitgehend entdifferenzierte Tumoren können sich zum Teil biologisch relativ wenig maligne verhalten. Oft läßt sich die wahre Natur des Tumors erst durch den klinischen Langzeitverlauf endgültig sichern.

Jeder Weichgewebstumor ist bis zum Beweis des Gegenteils als maligne anzusehen. Er sollte daher nach seiner Entdeckung unverzüglich operativ entfernt und histologisch untersucht werden. Er wird nicht entfernt wegen der Gefahr der Entartung, sondern zum Ausschluß der Diagnose „maligner Tumor". Punktions- oder Feinnadelbiopsien von Weichgewebstumoren sollten unterbleiben.

Die in der Ambulanz wichtigen, benignen, peripheren Weichgewebstumoren gehen zumeist vom Fettgewebe (Lipome), vom Bindegewebe (Fibrome) und vom Nervengewebe (Neurofibrome) aus.

Untersuchungen

Sonographie, CT und evtl. Angiographie können hilfreich sein zur Klärung der Ausdehnung und der Beziehung zu Nachbarstrukturen, weniger jedoch zur Artdiagnose. Bei multiplen Weichgewebstumoren, z.B. Lipomen oder Fibromen im 30.–40. Lebensjahr sollte die gelegentlich damit vergesellschaftete Polyposis coli (Gardner-Syndrom) ausgeschlossen werden.

Lipome

Benigne, weiche, zumeist abgekapselte, gelegentlich aber auch infiltrativ wachsende Fettgewebstumoren. Subkutan, seltener auch intramuskulär gelegen. Lokalisation überall möglich, bevorzugt jedoch im Nacken, am Rücken, an der Schulter, am Gesäß und an den proximalen Extremitätenabschnitten. Nicht selten multipel. Keine Verkleinerung der Fettgewebstumoren bei allgemeiner Gewichtsabnahme des Patienten.

Liposarkome entstehen praktisch nie auf dem Boden eines Lipoms. Sie entwickeln sich häufiger an der Wade, der Gluteal- und Inguinalregion.

Benigne Weichgewebstumoren

Rezidive bei unvollständig exstirpierten intramuskulären Lipomen sind möglich.

Fibrome

Solitäre oder multiple, derbe, subkutane Knoten.
Selbst histologisch schwierige Unterscheidung von Sarkomen.
Subfasziale oder intramuskuläre Fibrome sind sarkomverdächtig.

Neurofibrome

Vom peripheren Nervengewebe gehen seltener Neurinome, häufiger Neurofibrome aus. Sie liegen bevorzugt an den Extremitäten. Solitär oder multipel mit eventuell symmetrischem Befall in Form des Morbus Recklinghausen (Neurofibromatose), begleitet von den typischen Café-au-lait-Flecken. Maligne Entartung in etwa 10%. Gefährdet sind Tumoren mit mehr zentralem Sitz, z. B. im Bereich von Axilla, Oberschenkel oder Gesäß.

Glomustumor

Neuromyoarterielle Geschwülste der präterminalen Gefäßstrombahn, bestehend aus uniformen Glomuszellen. Vorwiegend an den Extremitäten, über den Gelenken, im Bereich des Steißbeins und über der Skapula. In 30% unter den Fingernägeln. Klinisch auffallend ist der erhebliche Berührungsschmerz.

Konservative Therapie

Vorbestrahlung von Weichgewebstumoren wird abgelehnt, da sie bei benignen Geschwülsten unnötig ist und die Festlegung der histologischen Diagnose erschweren kann.
Nach histologisch gesicherter Diagnose ist dagegen bei Malignomen Radiotherapie wie Chemotherapie indiziert.

Operationsindikation

Bei jedem Weichgewebstumor ist die Indikation zur Exzision zur histologischen Sicherung der Diagnose gegeben. Bei multiplen Tumoren zunächst Exzision eines Knotens zu diesem Zweck. Entfernung weiterer Tumoren nur wenn eine sinnvolle Verbesserung des kosmetischen Resultates möglich ist oder mechanische Irritation vorliegt. Der Versuch, sämtliche Tumoren zu entfernen, ist wegen der im Laufe des Lebens immer neu auftretenden Knoten, z. B. bei der Neurofibromatose, wenig sinnvoll.

Benigne Weichgewebstumoren

Beachte besonders

- Keine ambulante Operation von malignomverdächtigen Ersttumoren (rasches Wachstum) oder von rezidivierenden Weichgewebstumoren!

Operationstechnik

Exzision im Gesunden, d. h. z. B. bei einem erst vor kurzem diagnostizierten, rasch wachsenden Tumor, Sicherheitsabstand von 4 cm nach der Seite und 2 cm nach der Tiefe. Der Operateur sollte den Tumor selbst gar nicht zu Gesicht bekommen. Keinesfalls darf ein derber Knoten in der Kapsel ausgeschält werden, da es sich um die sogenannte Pseudokapsel eines Malignoms handeln kann, das dann sicher nicht vollständig entfernt wird. Ausnahme ist das eindeutig benigne weiche Lipom, bei dem die echte Kapsel ohne Rezidivgefahr teilweise oder vollständig zurückbleiben kann (s. S. 106f).

Atherom

Allgemeines

Atherome sind Retentionszysten von Talgdrüsen oder Haarbalgausgängen. Vorkommen dementsprechend an allen behaarten Körperstellen unter Bevorzugung der Kopfhaut. In der Reihenfolge der Häufigkeit Kopfhaut, Gesicht (insbesondere hinter dem Ohr), im Nacken, am Rücken und im Genitalbereich. Sie imponieren als oberflächliche, bis in die Subkutis reichende, prallelastische kugelige Geschwülste. Die über der Retentionszyste vorgewölbte Haut ist gewöhnlich im Zentrum im Bereich des verstopften Ausführungsganges mit der Geschwulst verschmolzen. Das Atherom selbst besteht aus einer derben Bindegewebskapsel, die den fettigen, weißen, grützeartigen Atherombrei umschließt. Neigung zur Infektion. Dabei Spontanperforation und Eiterentleerung nach außen. Danach zunächst Ausheilung, im weiteren jedoch zumeist Rezidive oder Fistelbildung, ausgehend von den zurückgebliebenen Kapselresten.

Differentialdiagnose

Epithelzysten, Weichgewebstumoren wie Fibrome oder Lipome. Beim Atherom ist der Ausführungsgang eventuell als schwärzliche Einziehung zu sehen, und die Haut ist in diesem Bereich adhärent, während sie über Weichgewebstumoren zumeist verschieblich ist. Manchmal gelingt es atheromatöses Material auszupressen, wodurch die Diagnose zu sichern ist.

Operationsindikation

Zumeist aus Gründen der Kosmetik sowie bei hinderlicher oder schmerzhafter Lokalisation, vor allem im Gesicht und an der Kopfhaut, wo sie beim Rasieren bzw. Frisieren stören.
Indikation zur Inzision bei Abszeßbildung.

Operationstechnik

Beim nichtinfizierten Atherom Totalexstirpation mit Exzision der im Bereich des Ausführungsganges adhärenten Haut (s. S. 117f).
Inzision und Drainage bei abszedierendem Infekt. Im Intervall Exstirpation des vernarbten Restatheroms.

Infektionen:
Panaritium

Allgemeines

Eitrige Infektionen des Fingerendgliedes, besonders am Nagelwall (Paronychie) zumeist auf dem Boden kleinerer Verletzungen. Häufigste Erreger Staphylokokken, eventuell in Mischkultur zusammen mit gramnegativen Stäbchen.
Abszesse im Bereich der Fingerbeere als Panaritium cutaneum oder subcutaneum bzw. als kombinierte Form (Kragenknopfpanaritium). Eiterungen unter dem Nagel als Panaritium subunguale.

Untersuchungen

Bei gehäuftem Auftreten auch ohne entsprechende Bagatellverletzungen Ausschluß von Diabetes, Durchblutungsstörungen, Leukämie.
Röntgenuntersuchung zum Ausschluß einer Knochenbeteiligung (Panaritium ossale).
Lokale Untersuchung mittels Knopfsonde zur präzisen Lokalisation tieferer Abszesse entsprechend dem Ort des größten Druckschmerzes. Schmerz beim Panaritium articulare ringförmig über dem Gelenk. Beim Panaritium tendinosum über der Sehnenscheide.
In jedem Fall Abstrich zur bakteriologischen Untersuchung und Resistenzbestimmung.
Ausschluß von Mykosen bei chronisch rezidivierender Nagelwallinfektion.

Differentialdiagnose

Pilzbefall.
Fingerherpes.
Akute kalzifizierende Tendinitis.

Konservative Behandlung

Berechtigt im frühen Anfangsstadium mit umschriebener Rötung, mäßigem Druckschmerz und ohne eitrige Einschmelzung, Lymphangitis oder Funktionseinschränkung.
1. Antibiotikasalben, möglichst farblos, so daß Hautkolorit und damit eventuelle Ausbreitung der entzündlichen Rötung sicher beurteilbar (z. B. Fucidine, Nebacetin).
   Keine Zugsalben!
2. Ruhigstellung in Funktionsstellung (s. S. 101) auf Unterarmschiene unter Einschluß der benachbarten Finger.
3. Hochlagerung.
4. Tägliche Kontrollen durch denselben Arzt zur sicheren Beurteilung des Verlaufs.

Infektionen:
Panaritium

5. Beim täglichen Verbandwechsel Handbad, entweder als einfaches Seifenbad oder mit Desinfektionsmittel, z. B. Chinosol.
6. Bei oberflächlicher Eiterblase ohne Hinweis auf tiefen Abszeß kann diese eventuell ohne Anästhesie mit der Pinzette einfach abgetragen werden. Anschließend Fortsetzung der konservativen Therapie.

Beachte besonders

- Oberflächliche Eiterblasen können in Form des sogenannten Kragenknopfabszesses mit einem tieferen Abszeß der Fingerbeere in Verbindung stehen, der natürlich ebenfalls inzidiert werden muß (s. S. 119).

Im allgemeinen keine Antibiotika. Bei Fortschreiten der Entzündung trotz adäquater konservativer Behandlung aber noch fehlender eitriger Einschmelzung zur Inzision kann eine Chemotherapie indiziert sein. (Penicillin oder Cephalosporin.) Analgetika nur im Ausnahmefall indiziert. Starke Schmerzen signalisieren, daß operativ vorgegangen werden sollte.

Operationsindikation

Eitrige Einschmelzung, Zunahme der entzündlichen Veränderungen und Schmerzen bei lokalisierbarem maximalem Druckschmerz bei Untersuchung mit der Sonde. Spätestens nach der ersten schmerzbedingten schlaflosen Nacht.
In der Ambulanz in Oberstscher Leitungsanästhesie nur bei auf das Endglied beschränkten Prozessen. Weiter proximal gelegene Infektionen müssen in Plexus- oder besser Allgemeinanästhesie operiert werden.

Operationstechnik

Inzision, Exzision, Nagelteilresektion (s. S. 119 ff).

Infektionen:
Furunkel, Karbunkel, Abszeß

Allgemeines

Eitrige Infektion von Haarbalg und Talgdrüse. Häufigster Erreger Staphylococcus aureus. Ursächliche Faktoren sind außer Abwehrschwäche kleine unbemerkte Hautverletzungen, Schädigung oder Reizung der Haut durch Körpersprays, starke Schweißbildung, mangelnde Hygiene. Bevorzugte Lokalisation sind Gesicht, Nakken, Achselhöhlen, Leiste, Gesäß, Arme und die proximalen Phalangen der Finger. Zunächst kommt es zur entzündlichen Reaktion mit Rötung, Schwellung und Schmerzen (Follikulitis). Weiteres Fortschreiten mit eitriger Einschmelzung führt zum Furunkel, ein Konfluieren derselben zum Karbunkel.

Andere eitrige Infektionen, die in der Ambulanz eine Rolle spielen, sind außer Panaritien (s. S. 58) der Schweißdrüsenabszeß, die eitrige Bursitis (s. S. 64), das infizierte Atherom (s. S. 57) sowie Wundabszesse nach Biopsien oder Wundversorgung.

Untersuchungen

Eventuell BSG und Leukozytenzahl zur Verlaufskontrolle. Bei gehäuften Rezidiven Differentialblutbild zum Ausschluß z. B. einer Leukämie sowie Blutzuckerbestimmung zum Ausschluß eines Diabetes.

Differentialdiagnose

Malignome können in seltenen Fällen als gerötete Schwellung evtl. sogar mit angedeuteter Fluktuation bei zentraler Erweichung imponieren. Meist fehlen jedoch entsprechender Druckschmerz und Hyperthermie.
Fluktuierende Schwellungen ohne Rötung und Überwärmung und ohne Druckschmerz finden sich evtl. beim heute selteneren kalten Abszeß bei Tbc meist zervikal o. inguinal. In beiden Fällen keine ambulante Chirurgie.

Konservative Therapie

Bei Follikulitis oder anderen entzündlichen Infiltraten noch ohne eitrige Einschmelzung Ruhigstellung, feuchtkalte Umschläge oder Verbände mit antibiotischen Salben (Fucidine, Nebacetin, Furacin).
Keine Zugsalben (z. B. Ichthyol), die aus einem Infiltrat, d. h. aus einer Zellulitis, einen Abszeß machen, der dann inzidiert werden muß.
Ganz oberflächliche Eiterblasen können ohne Lokalanästhesie einfach mit der Pinzette abgetragen werden, anschließend weitere Behandlung ebenfalls durch Ruhigstellung und Salbenverband.

Infektionen: Furunkel, Karbunkel, Abszeß

Bei Wundabszessen Entfernung des Nahtmaterials und Spreizen der Wundränder, Einlegen eines Salbenstreifens, Ruhigstellung. Antibiotikatherapie nur in Ausnahmefällen.

Operationsindikation

Jede eitrige Einschmelzung mit Fluktuation. In der Ambulanz jedoch nur kleine umschriebene Abszesse, deren Inzision in Lokalanästhesie, sei es als Infiltrationsanästhesie oder als Feldblock möglich ist (s. S. 122f). Größere Abszedierungen müssen in Vollnarkose operiert werden.

Operationstechnik

Inzision, Exzision der Nekrosen, vollständige Eiterausräumung, Drainage. Materialgewinnung für bakteriologische Untersuchung.

Beachte besonders

- Bei eitrigen Infektionen im Gesicht droht die Ausbreitung der Erreger über die V. angularis mit anschließender Sinus-cavernosus-Thrombose, Sepsis oder Abszeßmetastase. Hier ist jede Manipulation streng verboten, die stationäre Behandlung zur Beobachtung und Antibiotikatherapie angezeigt. Sprech- und Kauverbot zur Ruhigstellung.
Eine Antibiotikatherapie ist im ambulanten Bereich selten indiziert. Im Vordergrund steht die adäquate chirurgische Therapie. Nur wenn trotz suffizienter Inzision und Drainage die entzündlichen Veränderungen fortschreiten, sind Antibiotika indiziert, gleichzeitig aber auch die Klinikeinweisung zur Beobachtung.

Unguis incarnatus

Allgemeines

Die Bezeichnung „eingewachsener Zehennagel" entspricht nicht dem Entstehungsmechanismus. Verantwortlich für die Beschwerden ist Druck des seitlichen Nagelwalles gegen den scharfkantigen Nagelrand. Chronische Entzündung führt zum Wuchern der Weichteile von der Seite her über den Nagel. Anhaltender Druck verursacht Ulzerationen und chronische Infektionen. Betroffen ist praktisch immer die Großzehe medial oder lateral. Häufigste Ursachen sind zu enges Schuhwerk und falsche Nagelpflege, wobei der seitliche Nagelrand zu kurz geschnitten wird.

Konservative Therapie

Prophylaxe:
- Vermeidung von zu engem Schuhwerk.
- Gerades Abschneiden des Zehennagels senkrecht zur Seitenkante und außerhalb vom seitlichen Nagelwall im freien, die Zehenkuppe überragenden Ende, so daß die lateralen Kanten des Nagelrandes frei liegen.

Therapie:
- Vorsichtiges Einlegen eines mit Alkohol getränkten Gazestreifens oder Wattebausches zwischen seitliche Nagelkante und Nagelwall. Alternative: Unterschieben eines Plastikschienchens (Portex Toenail Treatment Kit) in Leitungsanästhesie, welches 3–4 Wochen belassen wird.
- Als Alternative Herunterziehen des überwuchernden seitlichen Nagelwalls von der Nagelkante zur Druckentlastung mit einem Leukoplaststreifen nach plantar. Erneuerung alle 2 Tage.
- Verminderung des Drucks auf die Nagelkanten durch Abflachen der Nagelkrümmung in seiner Mitte auf 1–2 cm Breite. Hierzu wird mit dem Skalpell möglichst viel Nagelsubstanz abgeschabt. Mit diesen Maßnahmen kann es ausnahmsweise gelingen, akute Schmerzen zu lindern, bis der Nagel so weit vorgewachsen ist, daß seine seitliche Kante die Zehenkuppe wieder überragt. Wird ab dann wieder korrekte Nagelpflege betrieben, bleibt der Patient eventuell beschwerdefrei.

Bei akuten entzündlichen Erscheinungen zusätzlich Chinosolfußbäder.

Unguis incarnatus

Operationsindikation

Großzügige Indikationsstellung praktisch in jedem Fall, da die konservative Therapie selten auf Dauer wirksam ist und Rezidive die Regel sind. Absolute Indikation bei Eiterungen (Paronychie).

Operationstechnik

Keilexzision von Nagelrand und Nagelbett mit Ausrottung der Nagelmatrix.
Alternative beim Fehlen entzündlicher Erscheinungen: Keilexzision aus dem seitlichen Nagelwall und Herunternähen des den Nagel überwuchernden Anteiles (s. S. 128ff).

Beachte besonders

- Die einfache Nagelextraktion ist wegen der Rezidivhäufigkeit abzulehnen, da der krankhafte Befund – der hypertrophierte Nagelwall – belassen wird.
- Beim Vorliegen von peripheren Angiopathien sind operative Eingriffe an den Zehen unbedingt zu vermeiden.

Bursitis

Allgemeines

Schleimbeutel sind synoviale Polster zum Schutz besonders exponierter Körperstellen gegen äußere mechanische Einflüsse. Aus diesem Grund sind sie besonders häufig Verletzungen, Infektionen und chronischen Reizungen ausgesetzt. Am meisten sind die subkutan gelegenen Schleimbeutel im Bereich des Ellenbogen- und Kniegelenkes betroffen, und zwar die Bursa olecrani und die Bursa praepatellaris. Posttraumatisch oder durch chronischen Reiz kann es zur Ergußbildung kommen. Die oberflächliche Lage bedingt häufige Infektionen, vor allem nach kleineren Hautverletzungen. Übliche Erreger sind Staphylococcus aureus und epidermidis sowie hämolysierende Streptokokken. Ständige, meist berufsbedingte Überlastung (Dienstmädchenknie) führt zur chronischen Flüssigkeitsansammlung und Wandverdickung mit Ausbildung von Zotten und Strängen. Abgestoßene Zotten imponieren als kleine, harte, mobile Knoten (Reiskörner), die mit freien Gelenkkörpern verwechselt werden können.

Untersuchungen

Sorgfältige Inspektion bei offenen Verletzungen über Knie und Ellenbogen zum Nachweis einer traumatischen Eröffnung der Bursa.
Bei fluktuierender Schwellung Anamnese bezüglich frischen Traumas oder chronischer, berufsbedingter Belastung.
Druck- und Bewegungsschmerz, Rötung und Überwärmung sprechen für akute eitrige Bursitis. Eventuell sind noch oberflächliche Hautläsionen als Eintrittspforte nachweisbar.
Röntgenuntersuchung zum Ausschluß von alten Frakturen mit freien Gelenkkörpern sowie von Exostosen als Ursache der chronischen Reizung.
Punktion und Aspiration des Schleimbeutelergusses, z. B. zur bakteriologischen Untersuchung mit Resistenzbestimmung, z. B. zum Ausschluß von Tuberkulose.
Weiterhin rheumaserologische Untersuchungen und eventuell Nachweis von Harnsäurekristallen im Punktat. Empfohlen wird auch die Bestimmung der Leukozytenzahl sowie der Glukose, wobei mehr als 1000 Leukozyten pro ml für eine bakterielle Infektion sprechen, während dagegen erhöhte Glukosewerte typisch für eine abakterielle Bursitis sind.

Differentialdiagnose

Rheuma, Tuberkulose, Gicht.
Im Kniegelenksbereich eventuell Kniegelenkerguß. Bei Bursitis praepatellaris Fluktuation, bei Gelenkerguß tanzende Patella.

Bursitis

Bei Gelenkbeteiligung außerdem leichte Beugehaltung, während bei Bursitis das Bein gestreckt gehalten wird.

Konservative Therapie

- *Posttraumatische Bursitis:*
  Kompressionsverband, um Resorption von Erguß bzw. Hämatom zu beschleunigen. Zusätzlich Ruhigstellung auf Schiene. Falls keine ausreichende Rückbildung, Punktion unter streng aseptischen Kautelen von seitlich. Anschließend erneut Kompressionsverband, Ruhigstellung für 10–14 Tage.
- *Chronische Bursitis:*
  Nach Abpunktieren des meist klaren Ergusses Instillieren von ca. 0,5 ml Corticosteroidkristallsuspension (z. B. Volon-A), anschließend Kompressionsverband für 3 Tage. Antiphlogistika, Kurzwelle.
- *Akute Bursitis:*
  Ruhigstellung auf Cramer-Schiene, feuchter Verband, Punktion zur Materialgewinnung für bakteriologische Untersuchung. Entleert sich Eiter, Indikationsstellung zur Inzision.
- *Akute traumatische Eröffnung der Bursa:*
  Nur im Ausnahmefall, z. B. wenn Wunde älter als 8 Stunden, konservative Therapie mit Einlegen einer Drainage in die eröffnete Bursa und Ruhigstellung der verletzten Extremität.

Operationsindikation

Traumatische Eröffnung der Bursa als Begleitverletzung. Akute eitrige Bursitis.
Behinderung bzw. Schmerzen bei Belastung bei chronischer Bursitis, insbesondere beim Vorliegen von Verkalkungen oder zahlreichen Reiskörnern.

Operationstechnik

Totale Exstirpation der traumatisch eröffneten bzw. chronisch entzündeten Bursa (s. S. 125ff). Bei sehr starker Verschwielung der Vorderwand des Schleimbeutels mit der unmittelbar darüber liegenden Haut evtl. nur Exzision der Bursahinterwand, um eine Traumatisierung der Haut zu vermeiden. Abtragen evtl. vorhandener ursächlicher Exostosen.
Inzision und Drainage der akuten eitrigen Bursitis seitlich am tiefsten Punkt oder seitliche Inzision mit Gegeninzision.

Ganglion

Allgemeines

Zystischer Tumor, ausgehend von der Gelenkkapsel, seltener von Sehnenscheide. Bevorzugte Lokalisation am Handgelenk, häufiger dorsal, seltener volar. Seltenere Ganglien in anderen Lokalisationen, z. B. Kniegelenk, werden nicht ambulant operiert. Häufigste Lokalisationen am Handgelenk dorsal über der Bandverbindung zwischen Os naviculare und lunatum, volar etwas ulnar der A. radialis. Große Ganglien stören zumeist nur ästhetisch. Kleinere in der Gelenkkapsel lokalisierte Zysten können durch Irritation von Gelenknerven dagegen erhebliche Schmerzen verursachen. Dorsal ist hier zumeist der N. interosseus posterior, volar der N. cutaneus antebrachii lateralis betroffen. Bei den meist jungen Patienten sind dann oft maximale Dorsal- und Palmarflexion schmerzhaft.
Ganglien im Bereich der Finger werden auch Mukoidzysten genannt und sind meist Folge von darunterliegenden Exostosen.

Untersuchungen

Röntgenaufnahmen des Fingers bei Mukoidzysten im Bereich des distalen Interphalangealgelenkes zum Nachweis von Exostosen, die die Ursache sein könnten. Eventuell Sonographie zur Sicherung der Diagnose eines zystischen Tumors.
Probeblockade des N. interosseus posterior etwa 2 Querfinger proximal des Handgelenkes mit einem Lokalanästhetikum zum indirekten Nachweis eines intrakapsulären Ganglions über der dorsalen skapholunären Bandverbindung, welches durch Irritation dieses Nervs Schmerzen verursacht.

Differentialdiagnose

Solide Weichgewebstumoren wie Lipome oder Fibrome, die rein palpatorisch nicht immer von sehr prall gefüllten Zysten zu unterscheiden sind. Hier hilft die Sonographie. Riesenzelltumoren, die meist multinodulär und von harter Konsistenz sind. Sie können die lateralen Fingersepten durchbrechen.
Ringbandzysten am häufigsten im Bereich der Beugefalten über den Grundphalangen. Sie gehen von den Ringbändern aus und werden entweder durch einfache Stichelung mit einer Nadel oder Fensterung der Sehnenscheide behandelt.
Handwurzelhöcker (Carpe bossu), eine knöcherne Vorwölbung an der Radiodorsalseite der Handwurzel im Bereich der Karpometakarpalgelenke II und III. Bei den meist jüngeren Patienten finden sich röntgenologisch exostosenartige knöcherne Veränderungen, die bei hartnäckigen Schmerzen abgetragen werden müssen (s. Abb. 72a).

Ganglion

Konservative Therapie

Außer in besonderen Ausnahmefällen nicht zu empfehlen. Die früher oft übliche Zertrümmerung, z. B. mit einem Buch oder durch Hammerschlag, ist eine sehr unelegante und mit Sicherheit zum Rezidiv führende Methode. Auch die Punktion und Absaugung bzw. die Stichelung oder Verödung sind auf Dauer wenig erfolgreich. Der gallertige Inhalt läßt sich übrigens nur mit einer großlumigen Kanüle aspirieren. Da Ganglien sich nicht selten auch spontan wieder zurückbilden, ist beim Fehlen von Schmerzen eine abwartende Haltung durchaus empfehlenswert.

Operationsindikation

Wie bei den Weichgewebstumoren zur Sicherung der Diagnose. Weiterhin aus kosmetischen Gründen bzw. wegen Schmerzen oder Schwächegefühl im betroffenen Bereich.

Beachte besonders

- Schmerzen oder Schwächegefühl können auch nach der Operation weiterbestehen, worauf der Patient vorher aufmerksam zu machen ist. Es muß dann nach anderen Ursachen dieser Beschwerden gesucht werden.

Operationstechnik

Totale Exstirpation der Basis und angrenzender Anteile der Gelenkkapsel. An den distalen Interphalangealgelenken Mitentfernung der zugrundeliegenden arthrotischen Veränderungen in Form von Exostosen sowie Mitresektion der darüberliegenden Haut und Defektdeckung mittels Rotationslappen. Da die operative Fensterung der Handgelenkkapsel einen größeren Eingriff darstellt, ist bei schmerzhafter Nervenirritation zunächst die alleinige Resektion des Nervs (z. B. N. interosseus posterior) zu erwägen.

Wundnaht

Nahtmaterial

Für Nähte in der Tiefe (Faszie oder Subkutis) resorbierbares Nahtmaterial (Vicryl oder Dexon), atraumatisch mit runder Nadel der Stärken 2/0–4/0.

In der Ambulanz ist aus praktischen Gründen dieses mit der Nadel steril verpackte Material der Verwendung von Einzelfäden und zusätzlichen resterilisierbaren Nadeln zum Einfädeln vorzuziehen.

Da sowenig Ligaturen wie möglich gelegt werden sollen, wird für einzelne Unterbindungen zumeist einfach ein Teil des freien Endes einer atraumatischen Naht benutzt.

Für die Hautnaht monofile Kunststoffäden (z. B. Prolene) der Stärken 2/0–6/0 mit entsprechender Nadel.

Das dickere Material (2/0–3/0) mit kräftiger Nadel wird für die derbe Haut im Bereich des behaarten Kopfes, der Fußsohle oder einer kräftig beschwielten Hohlhand verwendet werden, das dünne Material (5/0–6/0) mit feiner Nadel dagegen bei Gesichtsverletzungen. An den Extremitäten wird die Haut mit 4/0 genäht. Auswahl der Fadenlänge (45 o. 70 cm) entsprechend der Größe der Wunde.

Hautnaht

Neben der Verwendung des richtigen Nahtmaterials ist die richtige Technik entscheidend für ein gutes kosmetisches Endresultat. Dazu folgende Richtlinien:

1. Atraumatisches Operieren,
   Wundränder bei Ein- und Ausstich nicht mit Pinzette quetschen, sondern mit Hauthäkchen oder nur der einen Branche einer feinen chirurgischen Pinzette gegenhalten (Abb. 18 u. 19). Beim Ausstich eventuell nur mit dem Daumen gegenhalten (Abb. 20).
   Keine Elektrokoagulation nahe dem Hautrand.
   Möglichst feines atraumatisches Nahtmaterial mit feinen scharfen Nadeln.
2. Stufenloses Adaptieren der Wundränder:
   Vermeiden eines Überlappens der Hautränder durch evertierende Naht (Abb. 21a).
   Gleichmäßige Abstände bei Ein- und Ausstich in Breite und Tiefe.
   In der Tiefe soll mindestens die gesamte Dermis gefaßt werden. In der Breite sollen die Abstände von Ein- bzw. Ausstich vom Wundrand etwa die Hälfte der Wundtiefe betragen (Abb. 21a).
   Feinadaptation durch Ziehen des Knotens nach der richtigen Seite (Abb. 21b).
   Bei schwieriger Adaptation besser Rückstichnähte (Abb. 21c).
   Vermeidung von sogenannten Hundeohren nach ovalären Exzisionen durch Resektion der überstehenden Haut (Abb. 22). Bei spitzen Ecken von Lappenwunden oder sternförmigen Lazeratio-

Wundnaht

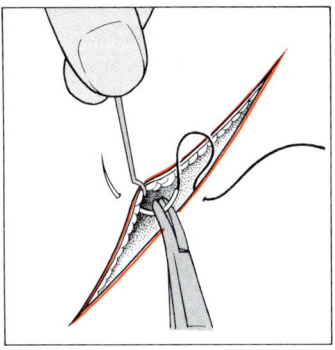

Abb. 18 Atraumatisches Nähen durch Verwendung eines feinen Einzinkers beim Einstich bzw. Ausstich.

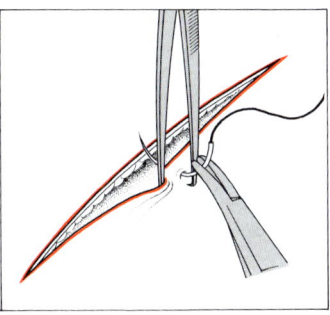

Abb. 19 Atraumatisches Nähen durch Einsetzen von nur 1 Branche der feinen chirurgischen Pinzette beim Einstich bzw. Ausstich.

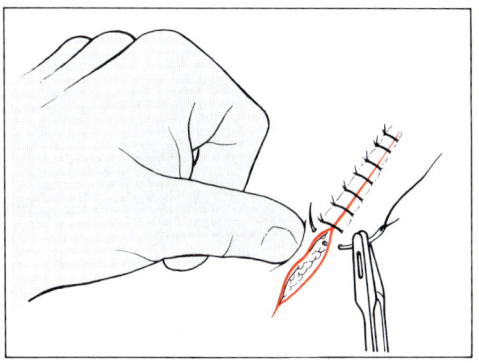

Abb. 20 Atraumatisches Nähen durch einfaches Gegenhalten mit dem Daumen beim Ausstich.

Wundnaht

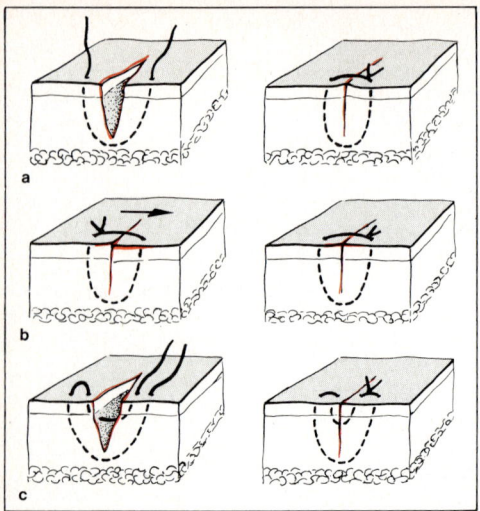

Abb. 21 a Korrekte Hautnaht: Ein- und Ausstich sollen gleich weit vom Wundrand entfernt (entsprechend der Hälfte der Wundtiefe), gleich tief gestochen und locker geknüpft sein.
b Feinadaptation durch Ziehen des Knotens nach der etwas tiefer stehenden Seite zum Ausgleich kleinerer Stufenbildungen.
c Optimale Adaptation der Wundränder oder Überlappen oder Einstülpung durch Rückstichnaht.

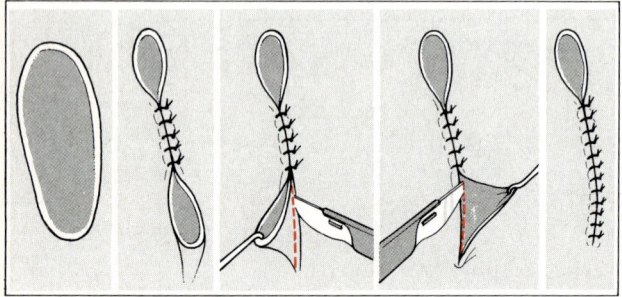

Abb. 22 Korrektur von „Hundeohren" nach ovalärer Hautexzision durch Resektion der Ecken.

Wundnaht

nen korrekte, intrakutane Dreieckenstiche (Abb. 23a–d). Bei Lappenwunden immer vom losen Wundrand zum festen hinnähen.
3. Vermeidung von Ischämie der Wundränder:
Einstich bzw. Ausstich nicht zu nahe am Wundrand anlegen, Abstand nicht unter 3 mm.
Einzelne Nähte nur so eng nebeneinander legen, daß lückenlose Adaptation gerade erhalten bleibt.
Bei gefährdeten Lappen oder anderweitig bedingten Unterschieden bezüglich Vaskularisierung beider Wundränder intrakutane Rückstichnaht auf der gefährdeten Seite (Abb. 24).
Faden beim Knüpfen nicht zu kräftig anziehen, nur gerade so, daß ein Weißwerden der Wundränder ausbleibt.

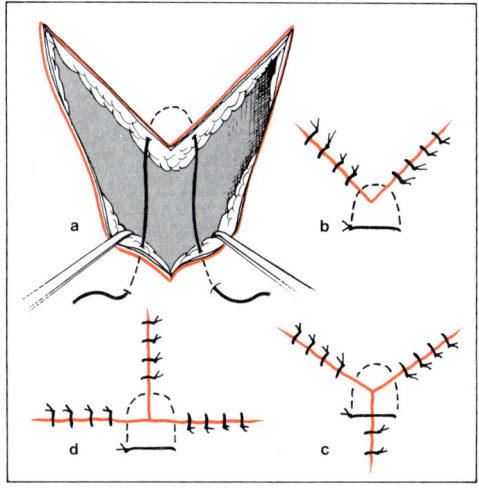

Abb. 23a–d Technik der Adaptation von dreieckigen Wundzipfeln durch intrakutane Rückstichnaht.

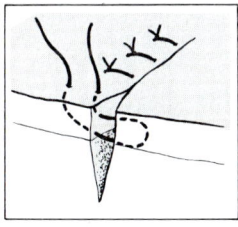

Abb. 24 Intrakutaner Rückstich auf der gefährdeten Lappenseite.

Wundnaht

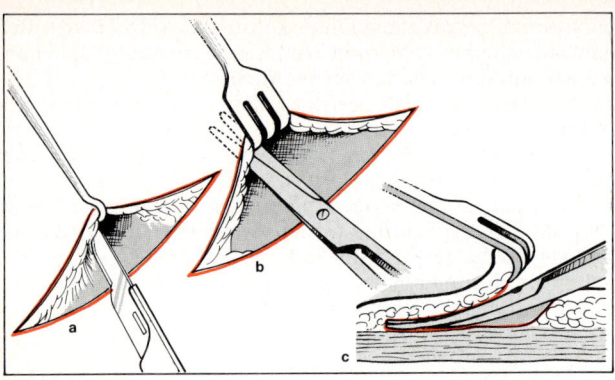

Abb. 25a–c Unterminieren des Wundrandes zur Mobilisierung der Haut mit Skalpell oder Schere epifaszial.

4. Spannungsfreie Adaptation:
   Grundvoraussetzung ist bei allen elektiven Operationen die Inzision im Verlauf der Spaltlinien der Haut (s. Abb. 13). Bei Bedarf Mobilisieren der Wundränder durch Unterminieren (Abb. 25a–c). Annäherung der Wundränder durch Grobadaptation durch tiefe Nähte der Faszie oder der Subkutis, damit durch die Hautnaht dann lediglich noch eine spannungsfreie Feinadaptation durchgeführt werden muß.
5. Intrakutane Naht oder nahtloser Hautverschluß: Hauptvorteil der fortlaufenden intrakutanen Naht mit feinem monofilem, atraumatischem Faden: Die Naht kann 10–12 Tage belassen werden, ohne daß sichtbare Stichkanalspuren zurückbleiben (Abb. 26).

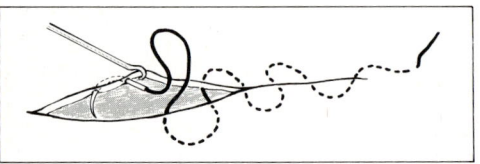

Abb. 26 Fortlaufende Intrakutannaht.

Wundnaht

Wird resorbierbares Nahtmaterial, z. B. Vicryl 4/0, mit scharfer Nadel verwendet, so entfällt die Nahtentfernung. Sollte jedoch nicht in kosmetisch anspruchsvollen Bereichen durchgeführt werden, da eventuell weniger schöne Narben resultieren können.
Bei glattrandigen, nicht weitklaffenden Wunden mit geeigneten Klebeflächen beiderseits der Wundränder ist ein zuverlässiger und kosmetisch optimaler Wundverschluß durch Kleben mit Gewebekleber bzw. durch Adaptation mit Steristrip (Abb. 27) oder Butterfly-Pflaster (Abb. 28) zu empfehlen. Zirkuläre Applikation am Finger jedoch kontraindiziert. Auf die Entwicklung von Spannungsblasen oder Pflasterallergien muß geachtet werden.

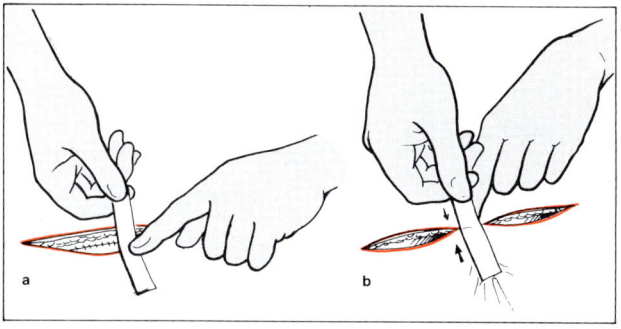

Abb. 27 a u. b   Nahtloser Wundverschluß mit Steristrip.

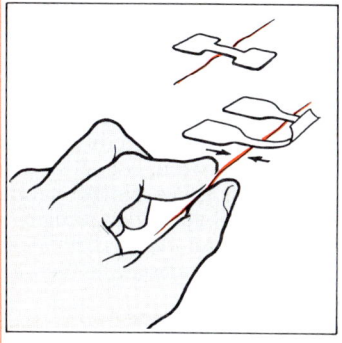

Abb. 28   Nahtloser Wundverschluß mit Butterfly-Pflaster.

Wundnaht

Tiefe Naht

Fasziennaht zur Vermeidung später eventuell störender Faszienlücken und zur groben Approximierung der Wundränder.

Keine Fasziennaht bei posttraumatischer Schwellneigung mit Gefahr des Faszienlogensyndroms, sondern im Gegenteil Erweiterung der traumatischen Faszienlücke durch subkutane Fasziotomie.

Subkutannähte, um Spannung von der Hautnaht zu nehmen, deren Fäden dann früher entfernt werden können.

Prinzipiell keine Naht der Muskulatur oder des Fettgewebes, es sei denn zur Blutstillung oder zur Hohlraumverkleinerung nach Tumorexzision (Abb. 29).

Bei größerer Hohlraumbildung, z. B. nach Lipomexstirpation, besser Saugdrainage.

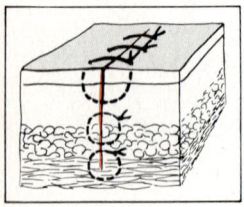

Abb. 29 Vermeidung von Hohlräumen und damit von Hämatomen oder Seromen durch lückenlose Adaptation aller Schichten einer tiefen Wunde.

Knüpftechnik

Am besten instrumentelles Knoten mit dem Nadelhalter. Damit beim Umgang mit den zumeist feinen Nähten mehr Geschick als beim manuellen Knoten (Abb. 30a–f).

Außerdem wirtschaftlicher, da bei richtiger Technik viel weniger Nahtmaterial verbraucht wird.

Der Nadelhalter befindet sich immer zwischen dem langen, die Nadel tragenden Fadenende und dem kurzen freien Ende. Letzteres wird zunächst nicht zu weit durchgezogen, sondern sollte vor Legen des ersten Knotens sicherheitshalber einige Zentimeter überstehen, damit es nicht unfreiwillig wieder herausgezogen wird.

Das lange Ende wird zunächst 2mal um die Nadelhalterspitze gewickelt, und zwar immer in Richtung auf das gegenüberliegende kurze Ende.

Wundnaht

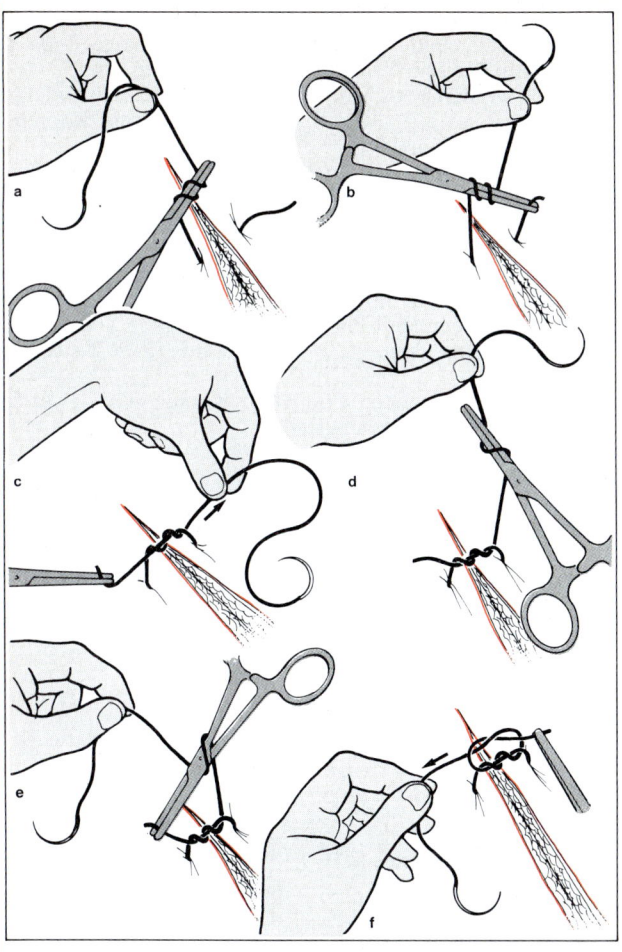

Abb. 30 a–f   Instrumentelles Knoten mit dem Nadelhalter.

Wundnaht

Beim Knüpfen des ersten doppelten Knotens wird dann zunächst am langen Fadenende gezogen, bis das freie kurze Ende gerade noch bequem mit dem Nadelhalter gefaßt werden kann.

Die Hände werden beim Knüpfen abwechselnd auseinandergeführt oder gekreuzt, so daß sich ein glatter chirurgischer Knoten legen läßt, der sich nicht wirft.

Durch Herüberziehen des Knotens nach der entsprechenden Seite können jetzt noch kleinere Stufen ausgeglichen werden. Anziehen des Knotens nur gerade so, daß die Wundränder locker adaptiert sind ohne abzublassen.

Beim Knüpfen unter Spannung entweder beim ersten Knoten das Nadelhalterende 3mal umwickeln oder nach Anziehen des 1. Knotens beide Fadenenden überkreuzen und kräftig anspannen. Der Knoten hält dann zumeist, bis der zweite rasch darauf gesetzt worden ist.

Insgesamt zu dem ersten doppelten Knoten noch zwei jeweils gegenläufige einfache Knoten legen.

Bei optimaler Technik ist das kurze Ende danach nur noch ½–1 cm lang, so daß nur das lange Ende entsprechend abgeschnitten werden muß.

Bei längerem freiem Ende der Naht werden beide Fäden im geschlossenen Maul des Nadelhalters parallel nach oben gezogen, so daß sie gleich lang abgeschnitten werden können (Abb. 31).

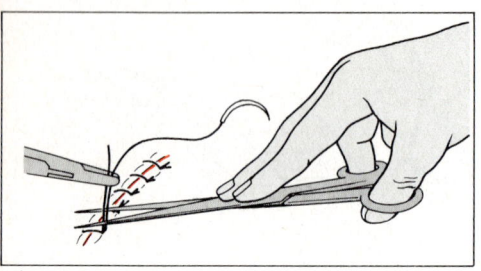

Abb. 31 Hochziehen beider Fadenenden mit dem Nadelhalter erleichtert gleichmäßiges Abschneiden.

Wundnaht

Zu kurzes Abschneiden, geworfene Knoten bzw. Knüpfen aller Knoten in die gleiche Richtung sind die häufigsten Gründe für eine Lockerung oder gar Öffnung derselben. Dies geschieht bei den relativ starren und glatten monofilen Kunststoffäden besonders leicht.
Beim Knüpfen tiefer Nähte ist zu beachten, daß beide Fadenenden beim Anziehen in der Verlaufsrichtung der Wunde geführt werden. So ist gesichert, daß der Knoten wirklich an die tiefste Stelle kommt und die Adaptation der Wundränder nicht behindert wird (Abb. 32).

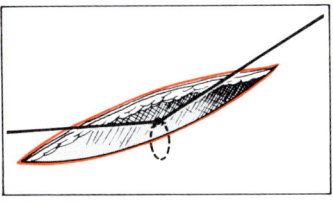

Abb. 32 Korrektes Knüpfen in der Tiefe parallel zum Verlauf der Wunde.

Entfernung des Nahtmaterials

Prinzipiell möglichst frühzeitig, je nach mechanischer Belastung. Im Gesicht und am Hals nach 2–4 Tagen, am Rumpf nach 6–8 Tagen, an den Extremitäten u. an der behaarten Kopfhaut nach 12–14 Tagen, an besonders exponierten Stellen, wie z. B. über dem Knie oder dem Ellenbogen, streckseitig nach 3 Wochen. Nach frühzeitiger Nahtentfernung Abfangen von noch eventuell vorhandener Spannung auf den Wundrändern durch Steristrip oder Butterfly-Pflaster für einige Tage, jedoch nicht länger als 1 Woche.
Der Patient sollte auch zur Entfernung des Nahtmaterials möglichst liegen.
Der Operateur sollte bequem sitzen mit Möglichkeit der Auflage der Ellenbogen zur Kontrolle des Tremors. Entfernung von eventuell noch vorhandenen Blut- oder Sekretkrusten.
Sorgfältige Desinfektion der Haut und des Nahtmaterials. Zur schmerzfreien und technisch leichten Durchtrennung der Nähte kleine spitze Schere mit geraden Branchen, wie z. B. die Irisschere verwenden oder spitzes Skalpell mit 11er oder 12er Klinge (Abb. 33a, b).
Beim korrekten Vorgehen wird kein außen-liegender Fadenanteil durch die Wunde gezogen, d. h., der Faden wird aus dem Stichkanal herausgezogen und unmittelbar auf Hautniveau durchtrennt (Abb. 33a, b).

Wundnaht

Herausziehen des Fadens nach der richtigen Seite, d. h. zur Wunde hin, so daß es dabei nicht zur Wunddehiszenz kommen kann (Abb. 33c).
Bei der fortlaufenden Intrakutannaht wird ein Fadenende hochgezogen und unmittelbar an der Haut abgeschnitten. Herausziehen der gesamten Naht dann am anderen Ende. Bei langen Nähten empfiehlt es sich, ca. alle 5 cm einmal auszustechen. Bei der Nahtentfernung wird dann dieses außen liegende Fadenstück herausgeschnitten und die Naht durch Zug an den freien Enden nach beiden Seiten entfernt (Abb. 33d).

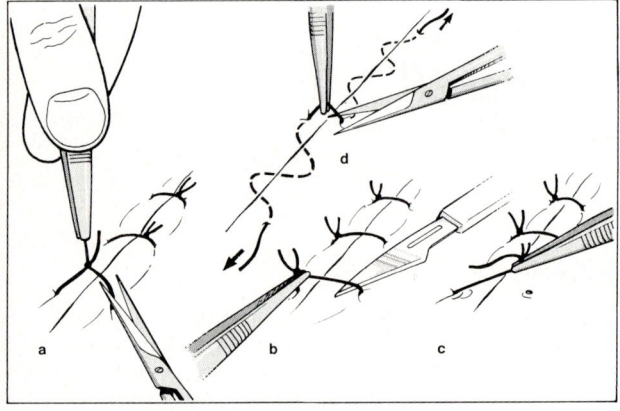

Abb. 33 a u. b Korrekte Entfernung von Hautnähten mit Schere oder Skalpell: Fassen des Knotens mit anatomischer Pinzette, Hochziehen der Fadenschlinge und Durchtrennung des Fadens unmittelbar an der Haut.
c Ziehen des Fadens vom Wundrand weg, kann bei früher Entfernung des Nahtmaterials zur Dehiszenz führen, beim korrekten Vorgehen wird der Faden in Richtung auf die Wunde herausgezogen.
d Bei längerer Intrakutannaht mit nichtresorbierbarem Material wird ca. alle 5 cm ausgestochen, um die Fadenentfernung zu erleichtern.

Wundversorgung: Allgemein

Indikationen

Jede einfache Wunde, die sich in Lokalanästhesie versorgen läßt.

Prinzip

Wundreinigung, Wundexzision je nach Verunreinigung bzw. Gewebeschädigung, primäre bzw. sekundäre Naht je nach Kontamination.

Vorbereitung

1. Grobreinigung der weiteren Umgebung der Wunde, z. B. bei Handverletzungen mit Bürste und Seife, am besten durch den Patienten selbst.
2. Rasur mit Einmalrasierer in einem Bereich bis 3 cm vom Wundrand; erfolgt weniger aus Gründen der Asepsis als zur Entfernung störender Haare in besonders stark behaarten Bezirken. Jedoch keine Rasur der Augenbrauen.
3. Hautdesinfektion mit Alkohol und Merfentinktur, wobei auf keinen Fall das Desinfizienz in die Wunde selbst gelangen darf.
4. Lokalanästhesie zumeist als Infiltrationsanästhesie, an Fingern oder Zehen als Leitungsanästhesie.
Bei kontaminierten Wunden wenn möglich Feldblock, da dabei geringere Gefahr der Keimverschleppung.
Keine Infiltration vom Wundinnenrand her.
5. Nochmalige Hautdesinfektion und steriles Abdecken, Extremitäten werden auf sterilem Tuch gelagert, über den Wundbezirk kommt ein Schlitztuch.
6. An Fingern oder Zehen Anlegen einer Blutleere.

Operative Technik

1. Wundrevision: Immer in Anästhesie und wo möglich in Blutleere. Feststellung der Ausdehnung des Verschmutzungsgrades der Verletzung.
Spätestens jetzt Entscheidung, ob weitere bzw. endgültige Versorgung in der eigenen Ambulanz erfolgen kann oder ob Patient mit Notverband weitergeleitet werden muß.
2. Wunddébridement: Spülung mit physiologischer Kochsalzlösung oder Ringer-Lösung.
Muß bei starker Verschmutzung mit großen Mengen gespült werden, so empfiehlt sich im Bereich der Extremitäten die Lagerung über einer Nierenschale zum Sammeln der Spülflüssigkeit. Damit wird eine unnötige Überschwemmung des Operationsgebietes vermieden.

Wundversorgung:
Allgemein

H₂O₂ zur Wundspülung weniger geeignet, da aufgrund der Schaumentwicklung mangelnde Übersicht und gewebstoxisch. Auf keinen Fall mit Antiseptika spülen: Jedes Mittel, das wirksam genug ist, Bakterien abzutöten, schädigt auch Gewebszellen und beeinflußt die Wundheilung negativ. Ausnahme sind Bißwunden bei Tollwutverdacht, die zunächst mit Seife und Wasser gereinigt werden müssen und anschließend mit Hautdesinfektionsmitteln (s.S. 42).

Zum Herausspülen von Schmutzpartikeln und Fremdkörpern ist vor allem die Benutzung einer Rekordspritze geeignet, da der mit entsprechendem Druck auftreffende Strahl fester sitzende Partikel herauslöst.

Was danach noch ins Gewebe eingesprengt verbleibt, wird mit demselben exzidiert.

Weiterhin wird alles devitalisierte, stark gequetschte oder weitgehend aus der Umgebung herausgelöste Gewebe exzidiert. Prinzipiell gilt: sparsame Exzision der Hautränder, etwa 2–3 mm.

Großzügige Exzision von Subkutanfett, Faszie und Muskulatur (Abb. 34a–e).

Totalexzision eröffneter Schleimbeutel.

Die Wundrandausschneidung der Haut soll nur mit dem Skalpell durchgeführt werden, wobei senkrechte Schnittführung die Adaptation bei der Wundnaht erleichtert. Mit der Schere würden die Hautränder gequetscht.

Die Exzision in der Tiefe erfolgt mit Schere oder Skalpell. Hierzu evtl. Erweiterung der Wunde in ihrer Längsachse bzw. wenn möglich im Verlauf der Spaltlinien.

Das Glätten von Knochenstümpfen, z. B. nach traumatischer Fingeramputation, erfolgt mit dem Luer.

Bei sauberen, glattrandigen Wunden ohne Gewebsschaden, z. B. durch Quetschung, kann auf eine Wundexzision verzichtet werden. Dies gilt vor allem für Kopf, Hals und Hände.

Auf der anderen Seite darf die Wundexzision nicht im Hinblick auf eine beabsichtigte primäre Hautnaht beschränkt werden. Das heißt, nicht durchblutete oder irreversibel geschädigte Haut muß ohne Rücksicht auf den dadurch entstehenden Substanzdefekt entfernt werden.

3. Blutstillung: Zunächst Blutsperre mit Gummischlauch und kräftiger Klemme wo es möglich ist, das heißt an Fingern oder Zehen und eventuell am Schädel (s. S. 85 u. 94).

Kräftig spritzende Blutungen in Bereichen, in denen keine Blutsperre angelegt werden kann, werden bereits bei der Revision mit feinen Klemmchen versorgt. Die Blutung steht zumeist bereits durch die Quetschung mit der Klemme, eventuell auch erst nach Abdrehen des angeklemmten Gefäßes.

Genügt dies nicht, wird eine Ligatur mit 4/0 oder 5/0 resorbierbarem Material gelegt.

Wundversorgung:
Allgemein

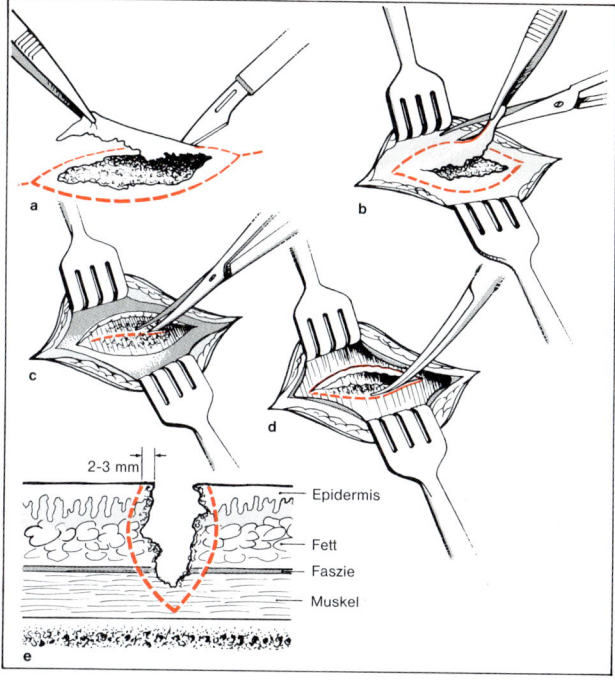

Abb. 34 a–d Sparsame Exzision der Haut des Wundrandes. Eventuell Erweiterung durch Inzision in der Längsrichtung, um die weit großzügigere Exzision der tieferen Schichten (Fett, Faszie, Muskel) zu erleichtern.
e Schematische Darstellung der Wundausschneidung zur Vermeidung von Buchten und Taschen in der Tiefe.

Möglichst wenig Ligaturen legen, da sie als Fremdkörper im Wundgebiet die Infektionsgefahr erhöhen.
Oft genügt auch einfache Kompression für einige Minuten. Bei Blutstillung mit Elektrokauter nur ganz gezielt mit feiner Pinzette koagulieren, um die Verbrennungsnekrosen auf ein Minimum zu beschränken.
Keine Elektrokoagulation nahe dem Hautrand.
Die Blutungsquelle kann auch durch entsprechend plazierte Wundnähte im Sinne von Durchstechungsligaturen gestillt werden.
Eröffnung einer liegenden Blutsperre vor der Wundnaht zur Kontrolle der Blutstillung.

Wundversorgung:
Allgemein

Bei diffuser Blutung aus den Wundrändern entsprechend tiefgreifende Nähte mit Rückstich beim Hautverschluß. Bei größeren Hohlräumen Saugdrainage.
4. Wundnaht: Zumeist lediglich Hautnaht, seltener auch von Faszien, Muskulatur und Subkutis.
Diese tieferen Schichten jedoch nur zur Blutstillung bzw. zur Vermeidung von Hohlraumbildung nähen (s. S. 74).
Sekundärnaht: Die primäre Naht ist kontraindiziert bei a) sehr stark verschmutzten Wunden, b) Wunden, die erst nach 8 Stunden versorgt werden können, c) besonders infektionsgefährdeten Berufsverletzungen (Bakteriologe, Pathologe, Chirurg, Tierarzt, Metzger), d) Wunden, die bereits entzündliche Veränderungen aufweisen, e) Verletzungen mit ausgedehnten Gewebsschäden, Buchten- und Taschenbildungen, die nicht völlig exzidiert werden konnten, f) Wunden, aus denen Fremdkörper nicht restlos entfernt werden konnten, g) Bißverletzungen, h) Stichverletzungen, i) Schußverletzungen.
In diesen Fällen lediglich sorgfältiges Débridement und Ruhigstellung.
Sekundärer Wundverschluß entweder durch Legen der Hautnähte bereits bei der Erstversorgung und Knoten der Fäden 4–6 Tage später bei reizlosen Wundrändern, evtl. über einer Gummilasche ohne daß erneute Lokalanästhesie benötigt wird (Abb. 35). Oder erneute Wundrevision nach 4–6 Tagen mit Anfrischen und eventuell Mobilisieren der Wundränder sowie Hautnaht in Lokalanästhesie.
5. Drainage: Bei Hohlraumbildung durch größere Defekte nach entsprechender Exzision oder beim Belassen eröffneter Schleimbeutel, am besten Redondrainage 10 oder 12 Charrière oder Gummilasche, die am einfachsten aus sterilem Handschuhgummi ausgeschnitten wird.
Bei adäquater Drainage ist primäre Hautnaht erlaubt, die Wunde bleibt nur um die Ein- bzw. Austrittsstellen der Drainage offen (Abb. 35b).
Entfernung der Drainagen nach Nachlassen der Sekretion, spätestens nach 4–6 Tagen.
Redondrainagen können entfernt werden, wenn sich weniger als 5 ml pro Tag in der Vakuumflasche angesammelt hat und die Wunde reizlos heilt.

Wundversorgung: Allgemein

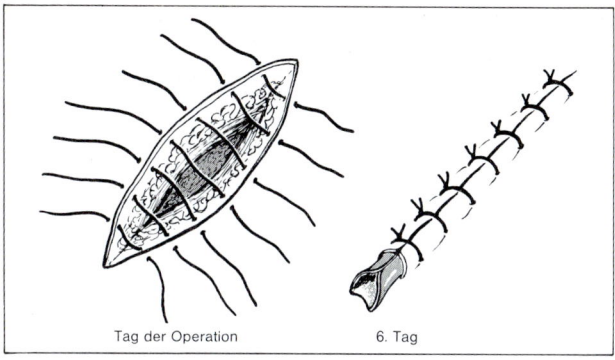

Tag der Operation   6. Tag

Abb. 35 Sekundärnaht: Legen der Nähte nach Wundexzision. Knüpfen der Fäden über einer Gummilasche 6 Tage später.

Nachbehandlung

- *Schutzverband:*
Bei oberflächlichen kleinen Wunden einfaches Heftpflaster. Bei größeren Wunden Verband mit Mullkompressen und hautfreundlichem Klebestreifen (Leukosilk, Leukovlies).
An den Extremitäten, insbesondere im Bereich der Hand sowie im Gelenkbereich, lockeres Anwickeln der Mullkompressen mit Klingbinden.
Bei diffuser Blutung auch nach der Wundnaht Kompressionsverband wo möglich.
Das heißt am Kopf zirkulär oder mit Kinnbinde.
An den Extremitäten bei stärkerer Blutung zirkulärer Kompressionsverband, der wegen der verursachten Stauung jedoch nach kurzer Zeit wieder abgenommen oder von ganz distal her angewickelt werden muß. Bei sauberen Wunden erster Verbandwechsel nach 2–4 Tagen. Außer an speziell exponierten bzw. belasteten Stellen, wie z. B. Hand oder Fuß, kann der Verband dann weggelassen werden.
Bei infektgefährdeten Wunden mindestens 1mal täglich Verbandwechsel und Wundkontrolle.
Bei Defektwunden, Schürfwunden oder offenem Nagelbett nach Verlust des Nagels, möglichst spät oder möglichst selten Verband wechseln wegen der starken Schmerzen, d. h., alle Verbandsschichten, die sich schmerzfrei entfernen lassen, abziehen bis auf die festhaftenden Schichten. Bei starker Verklebung liegt keine Wundeiterung vor, und die Entfernung würde unnötige Schmerzen berei-

Wundversorgung:
Allgemein

ten. Ist die Wundfläche dagegen vereitert, sind die Verklebungen nicht stark, der Verband kann und muß vollständig gewechselt werden.
Erste Verbandswechsel an Fingern oder Zehen eventuell in erneuter Leitungsanästhesie.
Großzügige Verwendung von Fettgaze und Salben.

- *Ruhigstellung:*
Bei größeren Verletzungen und insbesondere bei Infektionsgefahr großzügige Indikation zur Ruhigstellung der Extremitäten, insbesondere von Händen und Fingern auf Schienen. Schonung und Hochlagerung der betroffenen Extremität.
Bei Gesichtsverletzungen eventuell relative Ruhigstellung durch Sprech- und Kauverbot (flüssige Nahrung).
Bei infizierten Wunden großzügig Gebrauch von Reinigungsbädern mit Zusatz von Desinfektionsmittel (Chinosol, Betaisodona) machen.

Wundversorgung:
Kopfschwarte

Allgemeines

Am häufigsten sind glattrandige Kopfplatzwunden. In der gut durchbluteten Kopfhaut besteht kaum die Gefahr von Wundheilungsstörungen bzw. Infektionen.

Operationsvorbereitung

Bei starker Blutung notfallmäßig, temporäre Blutstillung durch Tourniquet mit kräftigem Gummischlauch und grober Klemme (Abb. 36).
Eine ausgedehnte Rasur aus Gründen der Asepsis oder gar aus verbandstechnischen Gründen ist nicht gerechtfertigt. Sparsame Rasur höchstens 2–3 cm entlang dem Wundrand und das Heraushalten störender Haare aus dem Wundgebiet durch Anfeuchten oder Applikation eines Gels oder von Vaseline sind zu empfehlen. Die Infiltrationsanästhesie bereitet im derben Gewebe der Kopfschwarte Schwierigkeiten, deshalb dickere Nadeln verwenden, Glasspritze mit Ringgriff und Luer-Lock-Anschluß. Bei sauberer Platzwunde evtl. ausnahmsweise Infiltration von der Innenseite des Wundrandes her.
Bei größeren Skalpierungsverletzungen ist der Infiltrationsanästhesie die Leitungsanästhesie vorzuziehen (Abb. 37).

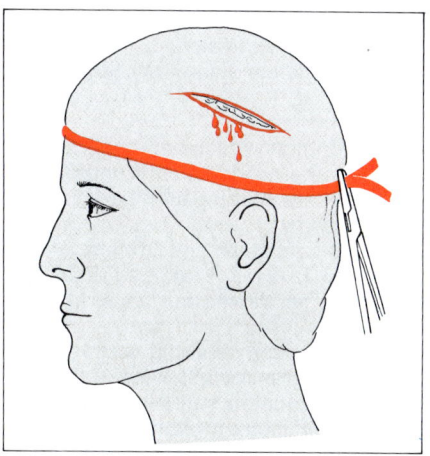

Abb. 36 Notfallmäßige temporäre Blutstillung mit Tourniquet bei stark blutenden Kopfschwartenverletzungen.

Wundversorgung:
Kopfschwarte

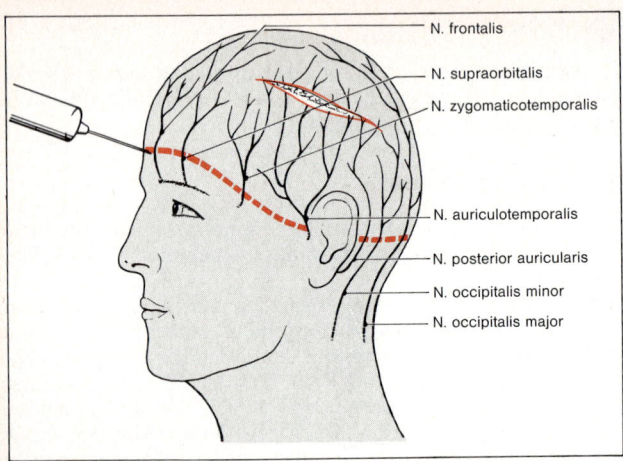

Abb. 37 Leitungsanästhesie zur Versorgung größerer Kopfschwartenverletzungen entlang der gestrichelten Linie.

Operative Technik

1. Wundrevision: Ausschluß von Schädelfrakturen. Knöcherne Stufen sind mit Finger oder Pinzette leicht zu tasten.
Bei Pkw-Unfällen werden nicht selten Splitter des Sicherheitsglases übersehen.
2. Wunddébridement:
Bei den zumeist sauberen Kopfplatzwunden mit vitalen gut durchbluteten Wundrändern nur in Ausnahmefällen Wundrandexzision, da diese immer zu erneuter starker Blutung führt.
3. Wundnaht:
Wegen des derben Gewebes kräftigere und größere Nadeln mit dickerem Faden verwenden (z. B. 2/0 atraumatisch Prolene). Durchgreifende Nähte sorgen am raschesten für sichere Blutstillung.
Da die zahlreichen Blutgefäße knapp oberhalb der Galea aponeurotica liegen, sollte diese immer mitgefaßt werden. Deshalb am besten tiefe Nähte zur Grobadaptation und Blutstillung mit oberflächlichem Rückstich zur Feinadaptation (Abb. 38).
Auf präzise Adaptation der Wundränder ist besonders zu achten, da Stufenbildungen später (z. B. beim Kämmen) lästige Beschwerden verursachen können.

Wundversorgung:
Kopfschwarte

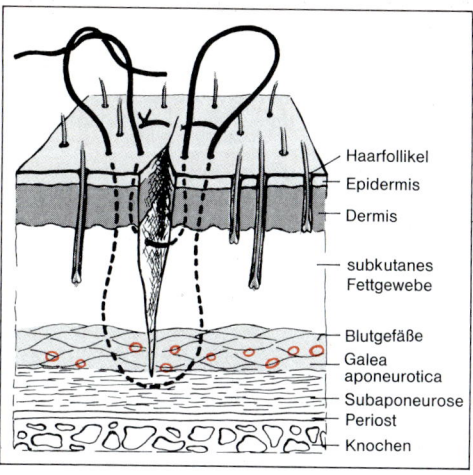

Abb. 38 Wundnaht der behaarten Kopfhaut: zur sicheren Blutstillung Mitfassen der Galea aponeurotica.

Nachbehandlung

Bei nicht ganz sicherer Blutstillung Kompressionsverband für 1 Tag.
Danach zumeist offene Behandlung.
Entfernung der Fäden nach 10–14 Tagen.

Beachte besonders

- Bei adäquater Gewalteinwirkung muß eine Röntgenuntersuchung des Schädels veranlaßt werden zum Ausschluß von Frakturen. Diese wird bei stark blutenden Kopfplatzwunden entweder mit liegendem Druckverband oder nach der Wundversorgung durchgeführt.
- Je nach Dauer und Stärke der Blutung sind Überwachung des Kreislaufs und Hb-Kontrollen angezeigt.

Wundversorgung: Gesicht

Allgemeines

Gut durchblutetes Gewebe mit rascher Heilungstendenz, geringe Infektionsgefahr, geringe mechanische Belastung. Kosmetisches Ergebnis und z. B. im Bereich der Augen funktionelles Ergebnis von hervorragender Bedeutung.

Deshalb zumeist keine Wundrandexzision. Verwendung von feinstem atraumatischem Nahtmaterial, 5/0, 6/0.

Einzelknopfnähte mit optimaler Adaptation der Wundränder. Bei unregelmäßigen, z. B. gezackt verlaufenden Wundrändern keine Begradigung durch Exzision, sondern präzises Einpassen jeder einzelnen Zacke. Ebenso sorgfältige Reposition und Fixation von kleinsten Hautläppchen.

Exakte, stufenfreie Adaptation besonders wichtig bei Augenbraue, Nasenflügel, Nasolabialfurche und Lippen. Bei Wunden, die solche markanten Linien kreuzen, muß immer die erste Naht zur genauen Markierung in diesem kritischen Bereich gesetzt werden (Abb. 39). Gerade im Gesicht, z. B. bei glattrandigen Stirnplatzwunden bei Kindern, ist eine nahtlose Adaptation durch Gewebekleber oder mit Steristrip ohne Lokalanästhesie empfehlenswert (s. S. 73). Aus kosmetischen Gründen werden im Gesicht eventuell auch Bißwunden oder kontaminierte Wunden primär genäht. Dies sollte jedoch nicht ambulant erfolgen, da stationäre Beobachtung und Ruhigstellung indiziert sind.

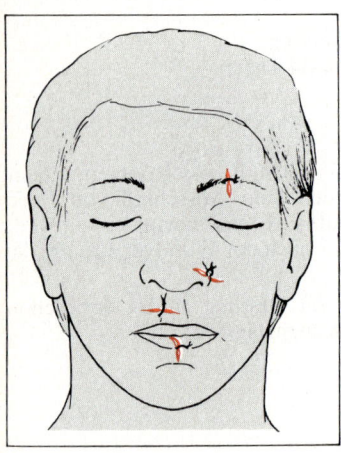

Abb. 39 Bei Wunden, die kosmetisch wichtige Linien im Gesicht, wie z. B. die Lippenrotgrenze, kreuzen, muß die erste Naht die präzise Adaptation der korrespondierenden Wundränder sicherstellen.

Wundversorgung:
Gesicht

Augenverletzungen

Bei Verletzungen der Augenbraue ist die Rasur kontraindiziert, da kosmetisch schlechtes Resultat durch unregelmäßiges oder ausbleibendes Nachwachsen droht. Die Nähte werden direkt in die Braue gesetzt.

Bei Augenlidverletzungen mit primärem Gewebsdefekt oder nach unsachgemäßer Exzision droht unvollständiger Lidschluß, der nicht nur aus kosmetischen Gründen unbedingt vermieden werden muß, sondern weil die Gefahr der Hornhautschädigung durch Austrocknung der nicht mehr gleichmäßig durch den Lidschlag mit Tränenflüssigkeit benetzten Oberfläche droht.

Bei Verletzungen im inneren Augenwinkel dürfen Tränengangsverletzungen nicht übersehen werden.

Deshalb Versorgung von Verletzungen in diesen Bereichen besser durch den Spezialisten.

Ohrverletzungen

Bei offenen Verletzungen der Ohrmuschel kann bereits die Infiltrationsanästhesie der dünnen, dem Knorpel fest aufsitzenden Haut Schwierigkeiten bereiten. Für die Infiltration muß daher eine sehr feine Nadel verwendet werden. Devitalisierte Haut und Knorpel müssen exzidiert werden. Bei mangelnder Deckung des Knorpels und durch Infektion droht dessen Nekrose mit entsprechend schwerer kosmetischer Entstellung. Größere Verletzungen sollten deshalb vom Spezialisten versorgt werden. Eine typische Traumafolge sind Hämatome der Ohrmuschel, die frühzeitig punktiert werden müssen. Ein Nachlaufen wird durch Kompressionsverband, mit dem Ohr anmodellierten feuchten Kompressen, verhindert. Wird die Punktion zum richtigen Zeitpunkt, d. h. solange das Blut noch flüssig ist, unterlassen und kommt es zur bindegewebigen Organisation, so resultiert die typische Deformierung (Blumenkohlohr der Boxer).

Wangenverletzungen

Bei Verletzungen im Bereich der Wangen ist auf Läsionen des N. facialis oder des Ductus parotideus zu achten. Weiterhin sind bei perforierenden Wunden entsprechende Verletzungen der Mundschleimhaut auszuschließen bzw. zu versorgen (s. unten).

Wundversorgung:
Gesicht

Mundverletzungen

Bei Verletzungen der Lippe ist auf präzise Adaptation zu achten, da Stufenbildungen nicht nur kosmetisch störend sind, sondern auch zu Sprachstörungen führen können. Zur Orientierung ist die Grenze des Lippenrotes zu beachten. An dieser Linie muß die erste Naht zur Markierung gesetzt werden (s. Abb. 39).

Die angrenzende Gesichtshaut wird mit 5/0 oder 6/0 atraumatischen monofilen Kunststoffäden genäht. Das Lippenrot mit demselben Material.

Kleinere Verletzungen der Zunge und der Mundschleimhaut, d. h. unter 1 cm, können ohne Naht der raschen Spontanheilung überlassen werden, es sei denn, sie bluten stark (Zunge) oder der Knochen liegt direkt frei (Gingiva). Nahtmaterial im Mund: 4/0 Dexon atraumatisch oder Vicryl oder 4/0 atraumatische Seide. Die Nähte müssen nach 8–10 Tagen entfernt werden. Catgut ist ungeeignet, da er im Mund quillt und seine Reißfestigkeit unter der Speicheleinwirkung zu früh verliert. Bei monofilen Fäden lösen sich die Knoten eventuell zu früh, außerdem können die freien Enden des relativ starren Nahtmaterials im Mund stören. Perforierende Verletzungen im Bereich von Wange und Lippen sollen dreischichtig genäht werden, um mit Sicherheit eine Speichelfistel zu verhüten. Bei kleineren (1–2 cm) Wunden genügt die zweischichtige Naht also nur von Haut und Schleimhaut ohne Muskulatur.

Wundversorgung:
Hals, Thorax, Abdomen

Hals

Nur oberflächliche Verletzungen kommen für eine ambulante Versorgung in Betracht.
Bei Durchtrennung der V. jugularis externa genügt die einfache Ligatur.
Bei Stichverletzungen und tieferen Verletzungen sind Begleitläsionen von Ösophagus, Trachea und A. carotis möglich, weshalb eine Wundversorgung in der Ambulanz erfolgen sollte.

Thorax

Oberflächliche Verletzungen können in der Ambulanz versorgt werden.
Bei tieferen Läsionen kommt lediglich Erste Hilfe in Betracht. Als notfallmäßige Erstmaßnahme bei perforierenden Thoraxverletzungen darf kein luftdichter Verband angelegt werden, da die Gefahr des Spannungspneus besteht, es sei denn, ein solcher Verband würde mit einer Ventilkanüle (Tiegel) oder einer Bülau-Drainage kombiniert. Vielmehr empfiehlt sich ein einfacher Verband mit sterilen Kompressen, Lagerung auf der verletzten Seite und sofortiger Transport in die Klinik. In situ befindliche perforierende Fremdkörper werden in der Thoraxwand belassen, sie dürfen erst im Operationssaal entfernt werden.

Abdomen

Oberflächliche Verletzungen können ambulant in Lokalanästhesie versorgt werden.
Klinikeinweisung bei tieferen Verletzungen mit Verdacht auf intraabdominelle Läsionen. Perforierende Fremdkörper belassen.
Auch Wunden im Bereich des äußeren Genitale und im perinealen Bereich müssen wegen der Infektionsgefahr unter Hinzuziehung entsprechender Spezialisten (Gynäkologen, Urologen) in der Klinik versorgt werden.

Wundversorgung: Extremitäten

Schleimbeutelverletzungen

Bei Wunden im Ellenbogen- oder Kniegelenkbereich kommt es häufig zur Eröffnung der Bursa olecrani bzw. der Bursa praepatellaris. Wird eine Eröffnung der Schleimbeutel übersehen, so ist die Gefahr einer Bursitis groß. Bei der Wundrevision muß deshalb stets die Intaktheit der Bursa gesichert werden.
Zur besseren Übersicht empfiehlt sich das kurzfristige Anlegen einer Blutsperre mit einer Blutdruckmanschette, die auf einen Druck von 80 mmHg über dem systolischen Blutdruck aufgeblasen wird. Dieser Druck wird vom Patienten ohne Anästhesie für etwa 15–20 Minuten ohne weiteres toleriert. Wird die eröffnete Bursa nicht entfernt, so muß sie wenigstens drainiert werden. Eine Ruhigstellung der betroffenen Gelenke ist zur gesicherten reizlosen Wundheilung für mindestens 6 Tage erforderlich.

Unterschenkelverletzungen

Wunden über der Tibiakante haben eine schlechte Heilungstendenz, insbesondere bei arterieller oder venöser Insuffizienz. Deshalb sparsame Exzision und intrakutane Rückstichnaht auf der gefährdeten Lappenseite.
Verordnung von Bettruhe für einige Tage mit Hochlagerung und Gehstöcken sind zu erwägen.

Punktionsverletzung der Fußsohle

Stichverletzungen der Fußsohle, z. B. durch Eintreten eines rostigen Nagels, erfordern strenge Ruhigstellung (dorsale Schiene, Gehstöcke, Bettruhe). Tägliche Kontrollen zur frühzeitigen Erfassung entzündlicher Veränderungen sind dringend erforderlich.
Eine Exzision des Stichkanals im Bereich der Fußsohle ist nicht gerechtfertigt.
Auch bei Auftreten von Entzündungszeichen zunächst noch keine Inzision, sondern Antibiotikatherapie und verschärfte Ruhigstellung. Jetzt jedoch besser stationäre Behandlung.

Wundversorgung: Hand und Finger

Allgemeines

Hand- und Fingerverletzungen sind häufig komplexer Natur, d. h., es können Begleitverletzungen von Sehnen, Nerven und Arterien vorliegen, wobei volar und seitlich vor allem Beugesehne und Nerv bzw. Arterie und dorsal die Strecksehne betroffen sind.

Aus diesem Grunde muß sorgfältige Prüfung von Motorik und Sensibilität vor Anlegen der Leitungsanästhesie erfolgen. Die Mikrochirurgie hat die handchirurgische Wundbehandlung auf einen derartigen Stand gebracht, daß eine Versorgung komplizierter Wunden in der Ambulanz durch den Nichtspezialisten heute nicht mehr zu rechtfertigen ist.

Bei komplexen Finger- und Handverletzungen bieten sich daher nur 2 Alternativen:

- Das Anlegen eines Notverbandes und sofortige Weiterleitung zum handchirurgischen Spezialisten.
  Dies ist die Methode der Wahl, da heute bereits primär die komplette Versorgung aller Verletzungen angestrebt wird.
- Notfallmäßige, sparsame Wundexzision und Hautnaht, Ruhigstellung. Sekundäre Rekonstruktion von Sehnen und Nerven nach abgeschlossener reizloser Wundheilung.
  Dieses Vorgehen sollte jedoch die Ausnahme sein.

Dabei ist eine Markierung von Sehnen- oder Nervenstümpfen durch Nähte nicht nur unnötig, sondern kontraindiziert.

Bei der endgültigen mikrochirurgischen Versorgung werden diese Strukturen vom Gesunden her präpariert und vom Spezialisten entsprechend ihrer Topographie identifiziert. Dagegen könnte z. B. am Nerv durch die Markierungsnaht wertvolle Strecke verlorengehen.

Bei jeder Handverletzung müssen vorhandene Ringe dringend so rasch wie möglich entfernt werden, da es bei auftretender Schwellneigung zur Abschnürung und irreversiblen ischämischen Schädigung kommen kann. Gelingt die Entfernung des Ringes nach Erhöhung der Gleitfähigkeit, z. B. mit Seife, nicht, so muß der Finger eng mit einem feinen kräftigen Zwirnsfaden von der Kuppe her bis direkt an den Ring ausgewickelt werden. Dadurch wird das periphere Ödem ausgedrückt. Das proximale Ende des Fadens wird nun unter dem Ring durchgezogen. Beim Abwickeln des Fadens wird der Ring nun vom Finger abgeschoben (Abb. 40a). Bei glatten Eheringen gelingt die Entfernung meist auch schon, wenn eine unter dem Ring durchgezogene Fadenschlinge mit um den Finger kreisenden Bewegungen bei gleichzeitigem Zug nach distal zwischen Ring und Finger bewegt wird (Abb. 40b). Mißlingt die Fadenmethode, so muß der Ring mit der Beißzange oder spezieller Ringsäge durchtrennt und entfernt werden.

Die Wundrevision und Exzision muß immer in Blutsperre, besser in Blutleere, durchgeführt werden. Hierzu wird ein Gummischlauch

Wundversorgung:
Hand und Finger

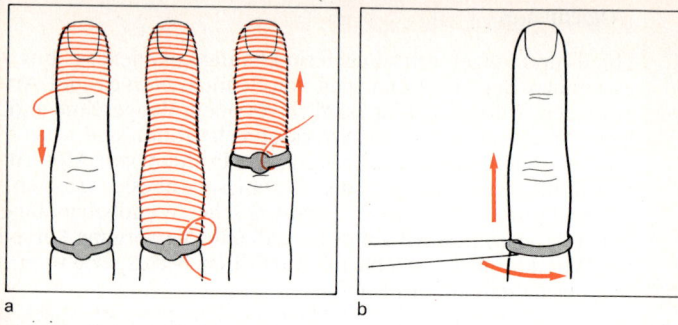

Abb. 40 Fadenmethoden zur Entfernung von Ringen bei Hand- oder Fingerverletzungen.

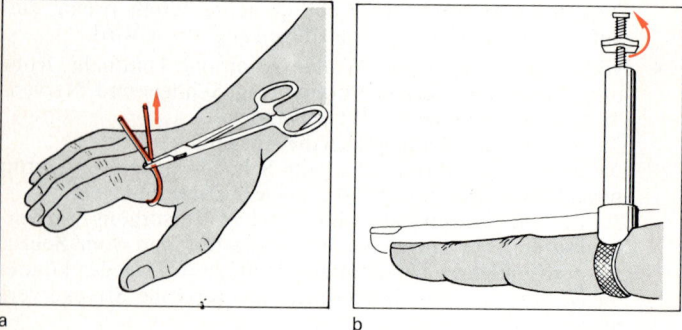

Abb. 41 Technik der Blutsperre an Fingern oder Zehen: Der Gummischlauch wird kräftig nach oben gezogen und die Klemme hart am Finger dorsal angesetzt. Ihr Griff zeigt vom Operationsgebiet weg (a). Noch günstiger ist das Tourniquet nach Feldheim (b).

volar um die Fingerbasis herumgeführt. Beide Enden werden dann auf der Streckseite kräftig nach oben gezogen und mit einer festen Klemme, deren Handgriff vom Wundgebiet wegzeigt, als Tourniquet fixiert (Abb. 41). Alternative: Einfaches Überstülpen eines möglichst engen, oben eingeschnittenen Handschuhfingers, der über den Finger zur Basis hin aufgerollt wird, womit eine Blutleere erzeugt wird.
Für die Versorgung weiter proximal gelegener Handverletzungen kann eine Oberarmblutdruckmanschette bis 80 mmHg über systolischem Blutdruck angelegt werden, die bis zu 20 Minuten toleriert werden kann.

Wundversorgung:
Hand und Finger

Vor allem im Bereich der Finger darf nur eine äußerst sparsame Wundexzision erfolgen. Dies ist in dem gut durchbluteten Gewebe mit guter Heilungstendenz bei entsprechender Ruhigstellung erlaubt. Unsachgemäße Exzision kann zu erheblichen Funktionsverlusten und Defekten führen.

Quetschverletzungen

Zumeist sind die Endglieder betroffen.
In Oberstscher Leitungsanästhesie erfolgt Grobreinigung und Hautdesinfektion. Anschließend Salbenverband mit Fettgaze und Ruhigstellung auf Schiene.
Röntgenkontrolle zum Ausschluß einer Endgliedfraktur, die längere Ruhigstellung erfordern würde.

Subunguales Hämatom

Nach Quetschung des Endgliedes z. B. in Türspalten oder durch Hammerschlag kommt es bei noch fixiertem Nagel zum äußerst schmerzhaften Hämatom, dessen Entlastung sofortige Erleichterung bringt.
Das Trepanieren des Nagels mit über Spiritusbrenner glühend erhitzter aufgebogener Heftklammer ist ohne Lokalanästhesie möglich (Abb. 42). Ohne jeglichen Druck auf das äußerst schmerzempfindliche Nagelbett wird in den nicht sensiblen Nagel ein Loch

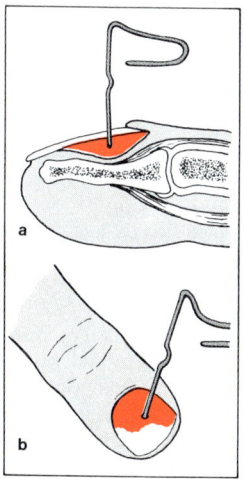

Abb. 42 a u. b   Subunguales Hämatom: Die Ausbreitung der Blutung im unnachgiebigen Raum zwischen Endphalanx und Nagel führt zum äußerst schmerzhaften Druck auf das hochsensible Nagelbett. Mit dem glühenden Draht einer Heftklammer wird der Nagel ohne Druck schmerzfrei trepaniert und das Hämatom drainiert.

Wundversorgung:
Hand und Finger

gebrannt, über das das Blut ablaufen kann. Eine Alternative ist die Perforation des Nagels durch drehende Bewegung mit Skalpell oder Scherenspitze oder mit einer Injektionskanüle. Der dazu erforderliche Druck macht jedoch eine Leitungsanästhesie erforderlich, außerdem besteht Gefahr der Nagelbettverletzung. Es kann auch ein spezielles Nageltrepanom verwendet werden. In jedem Fall muß die Trepanation distal der Lunula erfolgen, um Nagelwachstumsstörungen zu vermeiden. Keinesfalls sollte der Nagel entfernt werden.
Immer ist eine Endgliedfraktur röntgenologisch auszuschließen.

Nagelverletzungen

Da das Nagelbett äußerst schmerzempfindlich ist, sollten teilweise oder ganz abgelöste Nägel nie entfernt, sondern reponiert werden.
Eine Fixation erfolgt durch eine Naht im Bereich der Nagelmitte. Dabei wird der seitliche Nagelwall beiderseits durchstochen und der Faden dann über dem Nagel geknüpft (Abb. 43a).
Bei Luxation der Nagelmatrix erfolgt Reposition und Fixation durch U-Nähte (Abb. 43b).

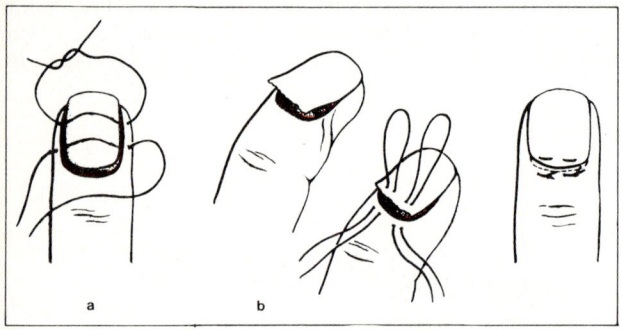

Abb. 43a Fixationsnaht nach Reposition des luxierten Nagels.
b Luxation der Nagelwurzel: Reposition und Fixation mit U-Nähten.

Bei Schnittverletzungen von Fingerkuppe und Nagel muß eine sorgfältige Adaptation des Nagelbettes erfolgen, um kosmetisch nachteilige Störungen des Nagelwachstums zu verhindern. Hierzu können adaptierende Nähte durch den Nagel selbst gelegt werden (Abb. 44). Nahtmaterial am besten resorbierbarer Kunststoffaden, z. B. 6/0 Vicryl mit scharfer Nadel.

Wundversorgung:
Hand und Finger

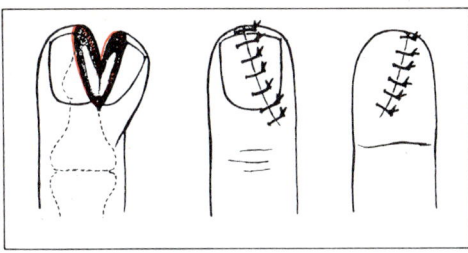

Abb. 44 Naht von Fingerkuppe und Nagel bei kombinierten Verletzungen.

Bei Amputationsverletzungen mit Teilverlust des Nagels wird der volare Weichteillappen direkt an den Nagel genäht. Nur wenn weniger als ⅓ des Nagels erhalten ist, sollte die Ausrottung seiner Matrix erfolgen, da er sonst krallenförmig über den Amputationsstumpf wächst. Hierzu wird die Nagelmatrix nach Entfernung des Nagelrestes freigelegt und unter Sicht exzidiert.

Amputationen

Bei Amputationsverletzungen der Finger wird das Amputat in eine trockene, sterile Kompresse gewickelt und in einem Plastikbeutel verschlossen. In diesem wird der abgetrennte Finger in einen zweiten Plastikbeutel in ein Gemisch von Eis und Wasser oder Eis und physiologischer Kochsalzlösung gebracht. Der Patient wird dann zum handchirurgischen Spezialisten zur Replantation weitergeleitet. In der Eile oder im Zweifel ist das einfache Verpacken des Amputats in einer sterilen Kompresse der unsachgemäßen Lagerung – häufig in unmittelbarem Kontakt mit Eis oder Schmelzwasser – vorzuziehen. Es resultieren sonst Gewebsschädigungen durch ödematöses Aufquellen bzw. durch Erfrierung, die den Erfolg einer Replantation in Frage stellen. Blutstillung am Stumpf nie mit Klemmen, sondern nur mit Kompressionsverband!
Ist das Amputat nicht auffindbar oder z. B. durch schwere Quetschung und Verschmutzung für eine Replantation ohne Zweifel ungeeignet, so kann die einfache Stumpfversorgung in der Ambulanz durchgeführt werden.
Durch sparsames Kürzen des Knochenstumpfes mit dem Luer wird eine spannungsfreie Weichteildeckung ermöglicht. Keinesfalls darf jedoch eine großzügige Kürzung von Knochen erfolgen, um die Weichteildeckung des Stumpfes zu erleichtern.
Vorhandene Weichteillappen werden zur Stumpfdeckung nach Glätten des Knochens ausgenutzt.
Wenn möglich, sollen volare Lappen gebildet werden, so daß die Naht dorsal zu liegen kommt. Keinesfalls Beuge- und Strecksehne über dem Stumpf vereinigen (Abb. 45).

Wundversorgung:
Hand und Finger

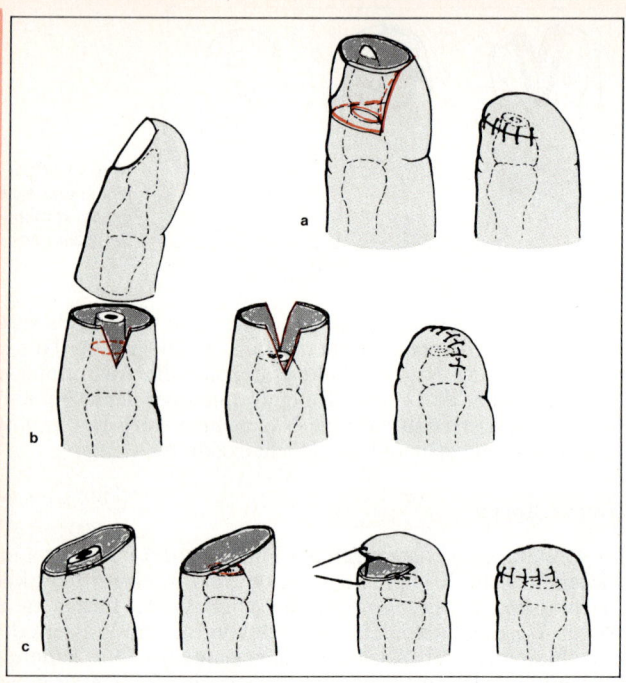

Abb. 45a–c Verschiedene Möglichkeiten der Stumpfversorgung am Finger durch Nachresektion von Weichteilen und Knochen und direkte Naht.

Bei gerader, glatter Abtrennung der Fingerkuppe empfiehlt sich die V-Y-Plastik. Dabei wird durch eine V-förmige Inzision der Haut bis ins Subkutangewebe ein Verschiebelappen mobilisiert, der an der Subkutis gestielt ist und zur Defektdeckung nach distal gezogen werden kann. Entscheidend für den Erfolg ist die tiefe Ablösung vom Periost (Abb. 46/2), da nur dies eine ausreichende Mobilisierung gewährleistet. Dabei muß auf Schonung des seitlich verlaufenden Gefäß-Nerven-Bündels geachtet werden.
Für kleinere, weit distal gelegene Defekte wird ein volarer Verschiebelappen gebildet nach Tranquilli-Leali (Abb. 46). Für größere, weiter proximal gelegene Stümpfe empfiehlt sich die doppelseitige laterale V-Y-Plastik nach *Kutler* (Abb. 47).
Eine weitere Möglichkeit stellt das freie Vollhauttransplantat dar. Hierzu wird ein entsprechend großer elliptischer Hautlappen im Bereich der volaren Beugefalten am distalen Unterarm in Infiltrationsanästhesie entnommen. Der Lappen wird sorgfältig vom sub-

Wundversorgung:
Hand und Finger

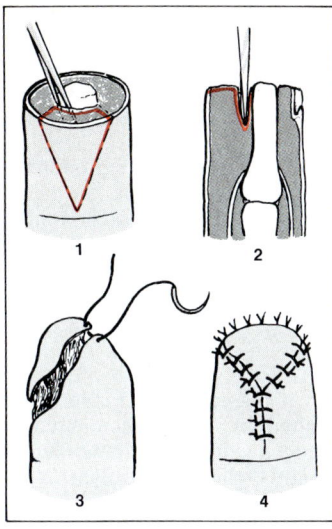

Abb. 46 Stumpfversorgung mit volarem Verschiebelappen, sogenannte V-Y-Plastik nach Tranquilli-Leali.

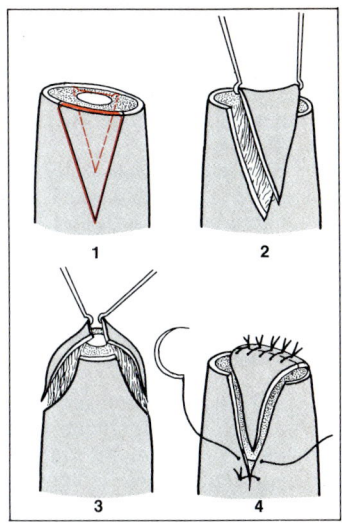

Abb. 47 Laterale V-Y-Plastik (Kutler): Kann je nach Lage und Größe des Defektes ein- oder doppelseitig durchgeführt werden.

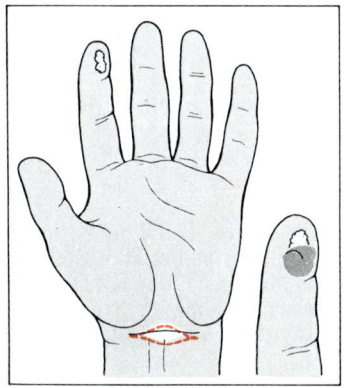

Abb. 48 Freies Vollhauttransplantat vom volaren Handgelenk zur Versorgung eines volaren Fingerkuppendefektes.

Wundversorgung:
Hand und Finger

kutanen Fett befreit und mit Einzelknopfnähten auf den Fingerkuppendefekt genäht. Die Entnahmestelle wird durch primäre Naht verschlossen, eventuell nach Mobilisierung der Wundränder. Diese Methode ist besonders für tangentiale Amputationsverletzungen der Fingerkuppe mit größeren Defekten geeignet (Abb. 48).

Kleinere Defekte mit einem Durchmesser von 1 cm oder weniger können lediglich mit Fettgaze verbunden werden. Sie heilen vor allem bei Kindern und Jugendlichen sehr rasch durch Kontraktion und Reepithelisierung zu, wobei die kosmetischen und funktionellen Spätergebnisse häufig besser sind als nach plastischem Verschluß.

Stichverletzungen

Bei Stichverletzungen besteht vor allem an der Fingerbeugeseite und in der Hohlhand die Gefahr der Sehnenscheidenphlegmone oder V-Phlegmone. Zunächst jedoch keine Inzision, vor allem aber auch keine Naht. Ruhigstellung und tägliche Kontrollen.

Sehnenverletzungen

Sofern es sich bei Begleitverletzungen der Sehnen- oder Fingergelenkkapseln nur um partielle Läsionen handelt, können sie auch in der Ambulanz mit Einzelknopfnähten mit 4/0 Vicryl atraumatisch oder Dexon versorgt werden.

Ist weniger als der halbe Querschnitt einer Sehne durchtrennt, so ist entweder gar keine Naht erforderlich oder höchstens eine Adaptation einer eventuell abstehenden Lefze, um einem Schnappmechanismus vorzubeugen.

Eine entsprechend längere Ruhigstellung bis zu 4 Wochen ist empfehlenswert.

Ruhigstellung von Hand und Fingern

Wichtig ist bei allen Verletzungen von Hand und Fingern die großzügige Indikation zur Ruhigstellung in „Funktionsstellung".

Diese entspricht der sogenannten Plateaustellung mit Dorsalflexion im Handgelenk von etwa 25 Grad, Beugung im Grundgelenk von 80–90 Grad und Beugung in den Mittel- und Endgelenken von etwa 20–25 Grad (Abb. 49).

In dieser Stellung sind die jeweiligen Kollateralbänder gespannt, so daß während der Ruhigstellung keine Verkürzung durch Schrumpfung erfolgt. So wird nach Freigabe von Hand und Fingern eine raschere Wiederherstellung der normalen Beweglichkeit erreicht.

Wundversorgung:
Hand und Finger

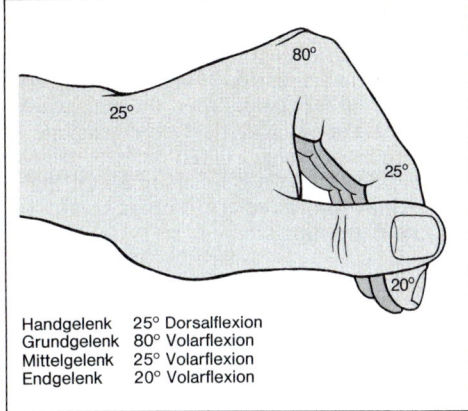

Handgelenk 25° Dorsalflexion
Grundgelenk 80° Volarflexion
Mittelgelenk 25° Volarflexion
Endgelenk 20° Volarflexion

Abb. 49 Ruhigstellung der Hand in der sogenannten „Plateaustellung" mit Dorsalflexion im Handgelenk, deutlicher Beugung im Grundgelenk und leichter Beugung im Mittel- und Endgelenk.

Wegen der starken Schwellneigung ist außerdem die Hochlagerung sowie die Verordnung von Antiphlogistika und evtl. kurzfristig auch Diuretika empfehlenswert.

Die häufig vom Patienten selbst durchgeführte Ruhigstellung mittels Armschlinge ist kontraindiziert. Vielmehr muß der Verletzte ermuntert werden, Ellenbogen- und Schultergelenk mehrfach stündlich durchzubewegen.

Fremdkörperextraktion

Indikationen

Sichtbare und leicht zu entfernende, oberflächlich gelegene Fremdkörper können in der Ambulanz entfernt werden. Die Entfernung tiefer gelegener, symptomloser Fremdkörper, die eine ausgedehnte Freilegung erfordern, ist kontraindiziert. Tiefer gelegene Fremdkörper, die Beschwerden machen, sollten besser nicht in der Ambulanz operiert werden. Bei röntgendichten Metallsplittern ist das Vorhandensein eines Bildwandlers Voraussetzung für die rasche und erfolgreiche Extraktion.

Prinzip

Inzision zur Freilegung des Fremdkörpers und Extraktion, zumeist offene Wundbehandlung.

Allgemeines

Am häufigsten müssen Fremdkörper an Händen und Füßen entfernt werden. Zumeist handelt es sich um Metall-, Holz- oder Glassplitter.
Bei röntgendichten Metallsplittern ist bei vorhandenem Bildwandler die Markierung der Lage des Splitters mit Injektionskanülen in Infiltrationsanästhesie erforderlich. Prinzipiell sollte eine Blutsperre angelegt werden. Trotzdem ist das Auffinden der Fremdkörper oft unerwartet schwierig. Gerade im Bereich der Hand und der Finger muß vor Schnitterweiterung und unkontrolliertem Vorgehen in die Tiefe gewarnt werden.

Operative Technik

1. Inzision über dem sicht- oder tastbaren bzw. mit Injektionskanüle markierten Fremdkörper in Blutsperre.
2. Auffinden von Metall- oder Glassplittern, weniger durch direkte Sicht als durch Tasten mit der Pinzette. Der charakteristische Befund beim Kontakt des Instrumentes mit Metall oder Glas erleichtert die rasche und sichere Lokalisation.
3. Je nach Beschaffenheit des entfernten Fremdkörpers, z. B. bei Holzsplittern oder Schmutzpartikeln, muß die Wunde offen gelassen werden.
4. Bei subungualen Splittern erfolgt die Extraktion mit der Splitterpinzette nach keilförmiger Exzision des Nagels mit gerader spitzer Schere über dem Fremdkörper in Leitungsanästhesie, falls die direkte subunguale Entfernung von vorne nicht gelingt (Abb. 50).

Fremdkörperextraktion

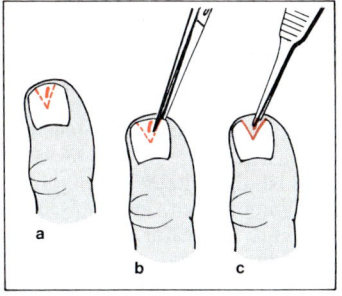

Abb. 50 a–c Entfernung eines subungualen Fremdkörpers nach Keilresektion des Nagels.

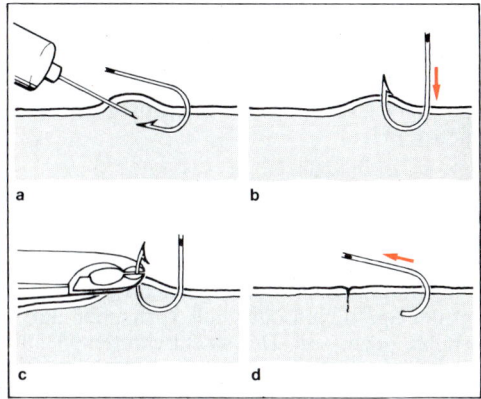

Abb. 51 a–d Technik der Entfernung eines Angelhakens.

5. Spezielle Technik bei eingedrungenem Angelhaken:
   Infiltration über die Spitze, dann Durchstoßen derselben, bis der Widerhaken sichtbar wird, Abzwicken desselben mit der Beißzange und Zurückziehen des nun stumpfen Endes (Abb. 51).

Nachbehandlung

Nach Entfernung von möglicherweise kontaminierten Fremdkörpern, wie z. B. Holzsplittern, sowie nach nicht sicher vollständiger Fremdkörperextraktion ist die Ruhigstellung für mehrere Tage dringend erforderlich, um einer Wundinfektion vorzubeugen.

Beachte besonders

- Auch bei Entfernung älterer Fremdkörper Tetanusschutz überprüfen und bei Bedarf vervollständigen.

Exzision von Hauttumoren

Indikationen

In der Ambulanz bei Nävi und anderen benignen Hauttumoren und Keloiden. Exzision von Warzen, ganz besonders im Bereich der Fußsohle, nur im Ausnahmefall. Die Entfernung erfolgt zumeist zur Sicherung der Diagnose durch histologische Untersuchung, bei Beschwerden, z. B. durch mechanische Irritation, sowie aus kosmetischen Gründen. Die Operation ist als echte Melanomprophylaxe indiziert bei erhabenen, stark pigmentierten, mechanischer Irritation ausgesetzten Pigmentnävi mit Wachstumstendenz. Indikationsstellung in der Regel nach Konsultation eines Dermatologen. Kontraindiziert ist die ambulante Totalexzision größerer Hauttumoren, z. B. Tierfellnävus, wonach ein Defekt entsteht, der nicht durch einfache Naht verschlossen werden kann.

Prinzip

Sparsame, spitz-ovaläre Exzision unter Beachtung der Spaltlinien oder Pinkus-Linien der Haut.

Operationstechnik

1. Lokalanästhesie zumeist durch Infiltration direkt unter den Hauttumor, so daß dieser durch das Infiltrat angehoben wird (s. S. 16).
2. Tumorexzision im Gesunden in einer Hautellipse, deren Längsachse im Verlauf der Spaltlinien oder falls vorhanden der Beuge- oder Stauchungsfalten liegen soll. Der so umschnittene Hautbezirk wird dann weiter mit dem Skalpell vom Subkutanfett, bei Melanomverdacht von der Faszie, abpräpariert (Abb. 52).

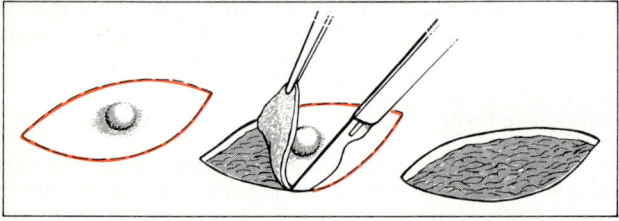

Abb. 52   Spitzovaläre Exzision eines Hauttumors.

Exzision von Hauttumoren

3. Blutstillung durch Kompression und durch die Hautnaht. Keine Ligaturen, kein Elektrokauter.
4. Hautnaht als einfache Einzelknopfnaht oder Rückstichnaht, wobei der tiefere Stich das Subkutangewebe adaptiert und die Blutstillung sichert. Nach größeren Exzisionen muß eventuell durch Unterminieren der Hautränder für eine spannungsfreie Naht gesorgt werden (s. S. 72).
   Vermeiden von sogenannten Hundeohren nach ovalärer Exzision größerer Bezirke durch Nachresektion der Eckfalten (s. S. 70) bzw. durch streng spitzovaläre Umschneidung des Tumors (Abb. 52).
5. Alternative: Kleinere Nävi mit Durchmesser unter ½ cm können mit einer Hautstanze (skin biopsy punch), exzidiert werden.
   Mit diesem runden Einmalmesser (Durchmesser 3–6 mm) kann der den Nävus tragende Hautbezirk bis zu ½ cm tief kreisförmig ausgeschnitten werden. Bei unvorsichtiger Anwendung besteht allerdings Gefahr der Begleitverletzung von unter dem Hauttumor liegenden Strukturen, z. B. Sehnen. Entsprechend den Spannungslinien der Haut verzieht sich der runde Defekt ovalär und wird nun mit einer Hautnaht verschlossen.
   Diese steht im Gegensatz zur Naht nach spitzovalärer Exzision unter Spannung und muß länger belassen werden.

Beachte besonders

- Wichtig für die optimale stufenlose Adaptation bei der Naht ist die senkrechte Schnittführung. Dies macht dem Anfänger vor allem im gebogenen Verlauf der Inzision um die Hautläsion herum Schwierigkeiten.

Nachbehandlung

Trockener Verband. Bei größeren Exzisionen im Gelenkbereich Ruhigstellung für 4–6 Tage. Möglichst frühzeitiges Entfernen der Fäden und Verwendung von Steristrips. Nach Exzision von Plantarwarzen postoperative Ruhigstellung: Gehstöcke, eventuell Bettruhe.

Exstirpation von Weichgewebstumoren

Indikationen

In der Ambulanz dürfen nur kleine, sicher im Gesunden resezierbare Tumoren ohne Malignomverdacht (z. B. rasches Wachstum) entfernt werden.
Die Indikation wird nicht gestellt zur Prophylaxe, d. h. um einer Entartung vorzubeugen, die ausgesprochen selten ist, sondern um Material zur histologischen Untersuchung und sicheren Diagnosestellung zu gewinnen.
Weitere Indikationen ergeben sich aus kosmetischen Gründen, Beschwerden nach Trauma oder Druck durch Kleidung, seltener aufgrund funktioneller Behinderung.
Liegen multiple Weichteiltumoren vor, so wird lediglich ein leicht zu entfernender Tumor in günstiger Lokalisation zur Sicherung der Diagnose exzidiert. Die Entfernung aller Läsionen ist nicht sinnvoll.

Prinzip

Exzision in toto im Gesunden, wobei der Tumor selbst nicht freigelegt werden sollte.

Operative Technik

1. Lokalanästhesie mittels Feldblock, damit der Tumor tastbar bleibt und Inzision direkt über ihm im Verlauf der Spaltlinien der Haut gelegt werden kann (s. S. 17).
2. Inzisionslänge entsprechend der Tumorgröße. Durchtrennen von Haut und Unterhautgewebe, bis der Knoten gut getastet werden kann, ohne ihn jedoch direkt freizulegen (Abb. 53).
   Bei adhärenter Haut spindelförmige Umschneidung und Mitentfernung derselben.
3. Einsetzen eines Wundspreizers. Teils stumpfes, teils scharfes Herauspräparieren im Gesunden, d. h. Herauslösen des Tumors durch Spreizen der Branchen der feinen Präparierschere oder eines stumpfen Klemmchens bzw. scharfes Durchtrennen von festeren Bindegewebszügen zwischen Tumor und Umgebung mit der Schere.
4. Blutstillung durch Kompression für mehrere Minuten. Dann noch vorhandene stärkere Blutung mit Klemmchen und feiner Ligatur versorgen oder durch Durchstechungsligaturen, die gleichzeitig der Adaptation der tiefen Schichten zur Vermeidung von Hohlraumbildung dienen.
5. Bei größeren Hohlräumen Einlegen einer Redondrainage.
6. Hautnaht mit Einzelknopfnähten, eventuell Rückstichnähten oder fortlaufende Intrakutannaht.

Exstirpation von Weichgewebstumoren

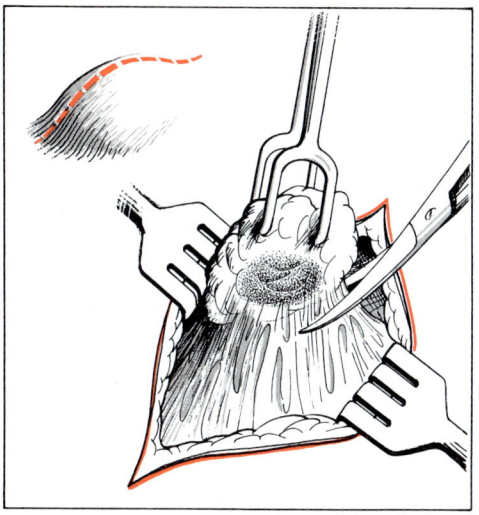

Abb. 53 Exstirpation eines Weichgewebstumors sicher im Gesunden. Der Tumor selbst wird während der Operation nicht sichtbar. Die Faßzange berührt nur das umgebende Gewebe.

Beachte besonders

- Prinzipiell sollte der Tumor selbst bei der Exzision nie freigelegt werden, d. h., das Ausschälen aus der Kapsel ist nicht zu empfehlen, da auch Malignome aus sogenannten Pseudokapseln stumpf ausschälbar sein können.
  Bei eindeutigen Lipomen kann von diesem Prinzip jedoch abgewichen werden.

- Die Exzision von Weichgewebstumoren mit enger Beziehung zu einem großen Nerv, z. B. Neurinome oder Neurofibrome, sollte besser vom Spezialisten durchgeführt werden. Hinweise sind neben der Lokalisation neurologische Symptome, wie z. B. Parästhesien bei Druck auf den Tumor. Die unsachgemäße Entfernung solcher Tumoren z. B. unter der Verdachtsdiagnose Lipom oder Fibrom führt gelegentlich zu irreversiblen Läsionen der betroffenen Nerven.

Exstirpation von Weichgewebstumoren

Nachbehandlung

Trockener Verband. Bei größeren Hohlräumen ohne sicheren Verschluß durch tiefe Nähte und ohne Saugdrainage Kompressionsverband.
Nach Exstirpation größerer Weichgewebstumoren im Gelenkbereich Ruhigstellung.
Entfernung der Redondrainagen, wenn weniger als 5 cm^3/pro Tag in der Saugflasche sind. Redon jedoch nie länger als 4–6 Tage belassen. Bei rezidivierendem Erguß dann Punktion (s. S. 31).

Lymphknotenbiopsie

Indikation

Exzision ambulant und in Lokalanästhesie, besonders zervikal, nur oberflächlicher, gut verschieblicher und gut tastbarer Lymphknoten. Größere Konglomerattumoren bzw. tiefer unter der Halsmuskulatur liegende Knoten sollten am besten stationär u. immer in Allgemeinanästhesie operiert werden.

Grundsätzlich ist die Exzision bei jeder bleibenden Vergrößerung peripherer Lymphknoten ohne manifeste Infektion im entsprechenden Einzugsgebiet indiziert. Sie dient dem Ausschluß allgemeiner lymphatischer Erkrankungen, z. B. Morbus Hodgkin, sowie von Lymphknotenmetastasen eines bekannten oder unbekannten Primärtumors.

Als Alternative sollte an die Feinnadelbiopsie gedacht werden (s. S. 29).

Beachte besonders

- Bei multiplen vergrößerten Lymphknoten in verschiedenen Bezirken wird besser ein tiefer Halslymphknoten entfernt. In ihm ist am ehesten z. B. eine Erkrankung des lymphatischen Systems nachzuweisen. Dagegen finden sich in submandibulären oder inguinalen Knoten häufig nur unspezifische Entzündungszeichen. Die Biopsie axillärer Lymphknoten ist dagegen etwas aufwendiger und komplikationsträchtiger.

- Als sogenannter „junior residents node" wird der vom unerfahrenen Assistenten als Lymphknoten getastete vordere Muskelbauch des M. omohyoideus an der Kreuzungsstelle mit der Skalenusmuskulatur bezeichnet (Abb. 55).

- Sind in einem Bezirk mehrere Knoten vorhanden, so sollte der entfernt werden, der sich am festesten anfühlt. Häufig wird empfohlen, immer den größten Knoten zu entfernen. Dieser ist jedoch nicht selten nekrotisch. Ein frisch befallener kleinerer Knoten in der Peripherie eines Konglomerattumors ist vorzuziehen.

- Zervikal und besonders axillär kommt es oft zu erheblichen Verschiebungen des im Sitzen oder Stehen getasteten Tumors, nachdem der Patient zur Operation gelagert wurde. Deshalb immer nach Lagerung nochmalige Lokalisation des Knotens durch Palpation.

- Gelingt es dem Pathologen nicht eine definitive Diagnose zu stellen und muß deshalb noch ein Knoten biopsiert werden, dann empfiehlt es sich bei multiplen Lymphomen, nicht in der Nähe der ersten Entnahmestelle einzugehen, da die postoperativen entzündlichen Reaktionen die histologische Diagnose wiederum erschweren können.

Lymphknotenbiopsie

- Gerade bei Lymphknoten werden häufig spezielle Untersuchungstechniken angewandt, weshalb das entnommene Material nur zu einem Teil oder gar nicht in Formalin fixiert werden darf.

Operationstechnik

1. Lagerung: Seitwärtsdrehung des Kopfes zur Exposition zervikaler Lymphknoten.
   Zur Entnahme axillarer Lymphknoten am besten Fixation des Armes in 90-Grad-Elevation mit rechtwinkelig gebeugtem Ellenbogengelenk über dem Kopf des Patienten mit einem Armbügel (Abb. 54). In dieser Stellung ist der M. pectoralis major nach medial verlagert, und die apikalen axillaren Lymphknoten treten aus der Tiefe der Achselhöhle besser heraus.
   Lagerung des Beines in leichter Außenrotation und Beugung im Kniegelenk bei Entnahme inguinaler Lymphknoten.
2. Lokalanästhesie als Infiltrationsanästhesie oder Feldblock. Letzteres ist immer dann vorzuziehen, wenn kleine, schwer lokalisierbare, verschiebliche Lymphknoten vorliegen, die im Infiltrat verschwinden würden.
3. Inzision: direkt über dem getasteten Knoten im Verlauf der Spaltlinien der Haut.
   In der Leiste eventuell Längsschnitt, wenn größere Inzision notwendig ist, da dann möglichst wenig Lymphbahnen geschädigt werden und die Gefahr der Lymphfistel verringert ist. In der Axilla immer quere Inzision. Bei Längsschnitt Gefahr der Beugekontraktur.

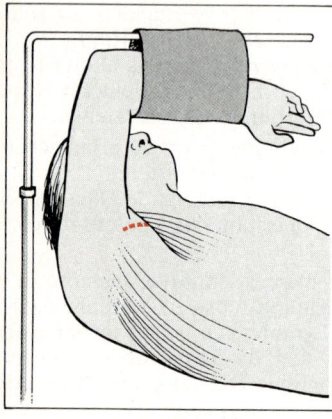

Abb. 54   Lagerung des Armes für die axillare Lymphknotenbiopsie.

Lymphknotenbiopsie

4. Nochmalige Palpation des Knotens in der Wunde. Einsetzen eines Wundspreizers, so daß der Tumor genau in der Mitte liegt. Teils stumpfes, teils scharfes Herauspräparieren ohne Schädigung des Lymphknotens selbst durch Pinzette oder Elektrokauter. Aus diesem Grunde Knoten selbst nie mit der Pinzette anfassen, sondern am an ihm haftenden Binde- oder Fettgewebe hochziehen. Isolierung eines eventuell gut sichtbaren zuführenden Gefäßes und Setzen eines stumpfen Klemmchens und Versorgung mit feiner Ligatur.
5. Bei der Präparation und beim Setzen tiefer Nähte muß die Verletzung benachbarter Nerven vermieden werden. Gefährdet sind zervikal der N. accessorius, N. phrenicus und submandibuläre Äste des Fazialis (Abb. 55). In der Axilla sind der Verlauf des N. thoracicus longus und des N. thoracodorsalis zu beachten (Abb. 56), inguinal der N. cutaneus femoris lateralis und N. genitofemoralis (Abb. 57).
6. Vermeidung von Hohlraumbildung durch tiefe Nähte oder Redondrainage.
7. Am Hals Naht der Haut und des Platysmas, entweder durch 2 getrennte Nahtreihen oder durch Rückstichnähte, wobei der tiefere Stich das Platysma mitfaßt. Einfache Einzelknopfnähte in der Axilla oder Leiste.

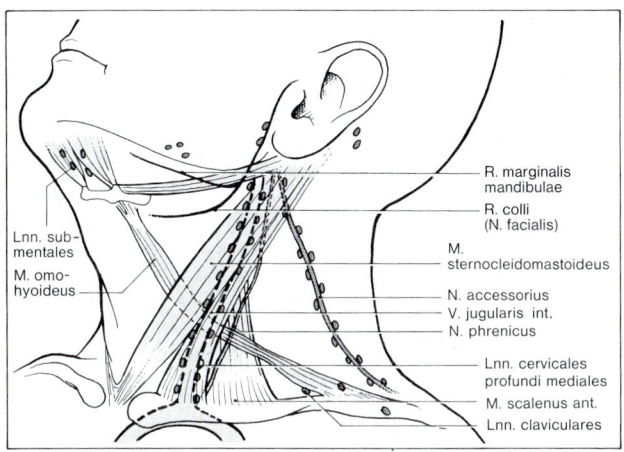

Abb. 55 Die Lymphknoten des Halses: Beachte den Verlauf des N. accessorius, des N. phrenicus und der submandibulären Äste des N. facialis.

Lymphknotenbiopsie

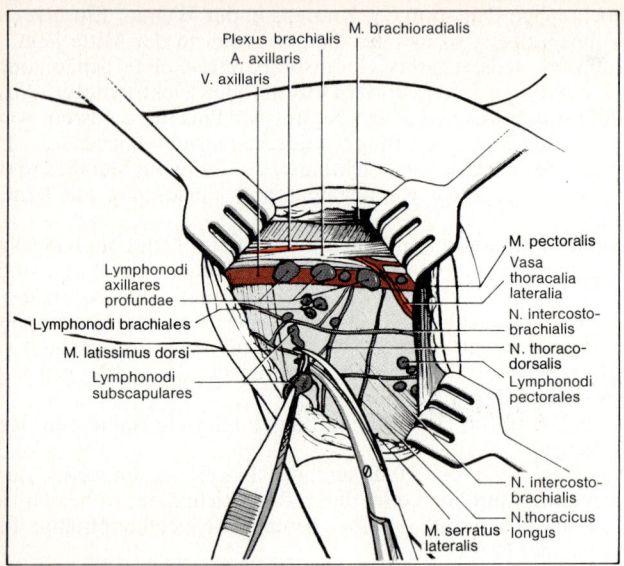

Abb. 56 Die axillaren Lymphknoten: Beachte den Verlauf des N. thoracodorsalis und des N. thoracicus longus.

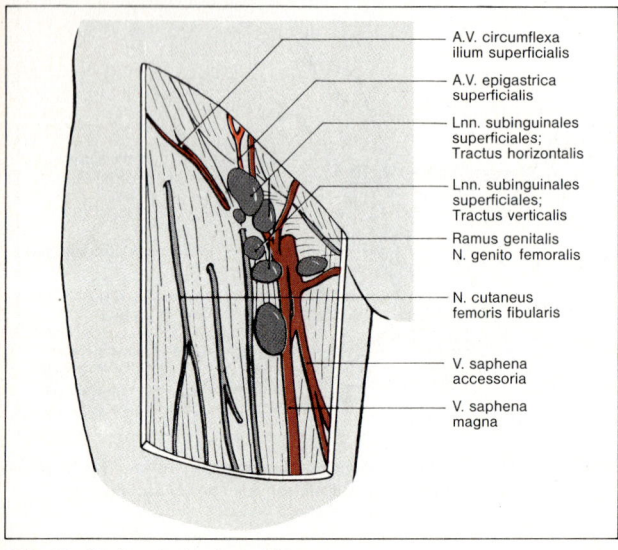

Abb. 57 Die inguinalen Lymphknoten.

Lymphknotenbiopsie

8. Stößt man bei der Biopsie auf einen sogenannten kalten Abszeß, d. h. eitrige Einschmelzung bei Lymphknotentuberkulose, so müssen Eiter und Lymphknotengewebe zur bakteriologischen Untersuchung eingesandt werden, ein Teil des Gewebes darf also nicht in Formalin fixiert werden. Nach kompletter Entfernung des Knotens bzw. Ausräumung des Abszesses primäre Naht. Das Einlegen einer Drainage ist kontraindiziert wegen der Gefahr der Fistelbildung. Entsprechende chemotherapeutische Nachbehandlung. Prinzipiell sollte vor allem bei Kindern keine Lymphknotenschwellung operiert werden, bevor die Tuberkulindiagnostik durchgeführt und ausgewertet wurde.

Beachte besonders

- Ein typischer Behandlungsfehler ist die Läsion des N. accessorius bei Lymphknotenbiopsien im lateralen Halsdreieck.
  Zitat aus dem Bericht einer Schlichtungsstelle für Arzthaftpflichtfragen: „Bei den von uns bearbeiteten Fällen zeigte es sich wiederholt, daß der Arzt eine derartige Komplikation überhaupt nicht erwogen hatte, was zwangsläufig das Verletzungsrisiko erhöhte."

Nervenbiopsie

Indikationen

Abklärung generalisierter peripherer Neuropathien, eventuell gemeinsam mit Muskelbiopsie zur Abklärung degenerativer Myo- und Neuropathien.

Prinzip

Exzision eines Stückes des N. suralis mit seinem Begleitgefäß, eventuell mit Soleusmuskulatur.

Operative Technik

1. Freilegung des Nervs lateral und oberhalb des Außenknöchels durch 4–6 cm lange Längsinzision parallel zur Achillessehne. Der Nerv liegt oberflächlich auf der Faszie direkt neben der V. saphena parva, von der er sorgfältig abpräpariert werden muß (Abb. 58).
2. Durchtrennung des kranialen und kaudalen Endes des Nervs nach Unterminieren der Haut weit entfernt von den Wundwinkeln, um schmerzhafte Neurombildung in der Wunde zu vermeiden. Keine Ligaturen.
3. Soll gleichzeitig eine Muskelbiopsie erfolgen, Inzision der Faszie und Entnahme eines etwa 3 cm langen und 3 mm im Durchmesser messenden Muskelfaserbündels aus dem M. soleus.

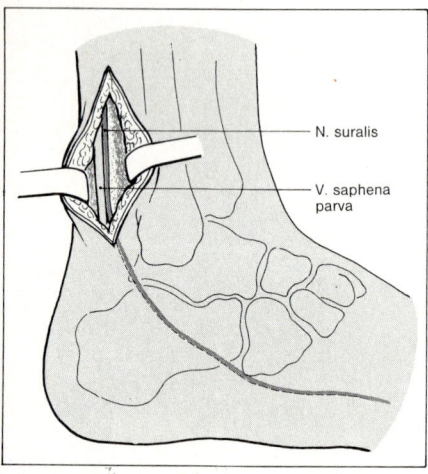

Abb. 58 Biopsie des N. suralis.

Nervenbiopsie

Beachte besonders

- Der Patient muß präoperativ darauf hingewiesen werden, daß diese Biopsie einen geringen Sensibilitätsausfall am lateralen Fußrand hinterlassen kann, daß jedoch eine gute Kreuzversorgung besteht.

Arterienbiopsie

Indikationen

Bei Kopfschmerzen mit Verdacht auf Arteriitis temporalis. Zur Abklärung generalisierter Gefäßerkrankungen, z. B. der Periarteriitis nodosa oder anderer Kollagenosen dienen Muskelbiopsien, die einen repräsentativen Querschnitt kleiner Gefäße liefern.

Prinzip

Exzision des veränderten Abschnittes der A. temporalis.

Operative Technik

1. 2 cm lange Hautinzision im Verlauf der Spaltlinien temporal über der eventuell bereits tastbar veränderten A. temporalis. Die Arterie liegt unmittelbar unter der Faszie (Abb. 59).
2. Exzision des knotig veränderten Abschnittes zwischen zwei 4/0-Vicrylligaturen.

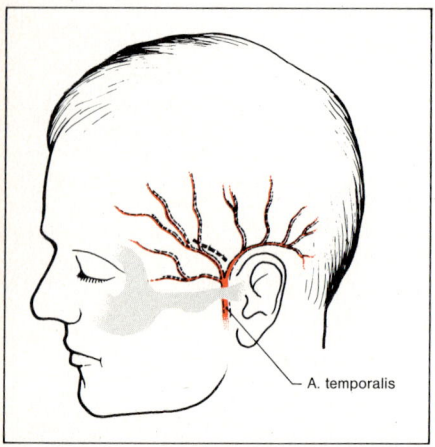

Abb. 59 Biopsie der A. temporalis.

Beachte besonders

- Die A.-temporalis-Biopsie ist kontraindiziert bei ipsilateraler A.-carotis-interna-Stenose, wenn sie Teil eines Kollateral-Kreislaufes ist (S. 28).

Atheromexzision

Indikationen

Wegen der häufigen Infektionen ist die Exzision auch kleiner blander Atherome immer gerechtfertigt. Weitere Indikationen aus kosmetischen Gründen oder z. B. bei störendem Sitz in der behaarten Kopfhaut.
Bei akuter Abszedierung ist Inzision und Drainage absolut indiziert.
Wegen gehäufter Rezidivneigung ist die sekundäre Atheromexstirpation nach Inzision und Drainage oder Spontanperforation eines Abszesses angezeigt.
Keine Operation großer abszedierender, aber auch blander Atherome in der Ambulanz, da diese besser in Allgemeinanästhesie durchgeführt wird.

Prinzip

Komplette Exzision des Atheroms mit der um seinen Ausführungsgang herum adhärenten Haut. Bei Abszedierung Inzision und Drainage wie bei jedem Abszeß (s. S. 122f).

Operationstechnik

1. Feldblock oder Infiltrationsanästhesie der Haut über der Zyste.
2. Spitzovaläre Exzision der Haut über der Zyste mit Längsrichtung im Verlauf der Spannungslinien der Haut. Die Inzision soll etwas über den tastbaren Tumor hinausgehen. Der breite Durchmesser der mitexzidierten Hautspindel soll etwa einem Viertel des Durchmessers der Zyste entsprechen (Abb. 60).
3. Eingehen mit der Schere durch die Inzision bis in das Subkutangewebe auf die Atheromkapsel. Teils stumpfes, teils scharfes Herauspräparieren der Zyste in toto, d. h. möglichst ohne Eröffnung derselben.
4. Unfreiwillige Eröffnung der Zyste mit Austreten des atheromatösen Materials bereitet keine Komplikationen.
Wesentlich ist dagegen die totale Entfernung der Zystenwand, da das Zurückbleiben auch kleiner Reste zu Rezidiven oder zur Fistelbildung führt. Diese Zystenwandreste müssen deshalb nach zunächst unvollständiger Entfernung mit einem scharfen Klemmchen gefaßt werden und durch scharfe Dissektion mit der Schere nachträglich herauspräpariert werden.
5. Kontrolle der Blutstillung durch Kompression oder durch durchgreifende Nähte der tiefen Schichten, die gleichzeitig der Hohlraumverkleinerung dienen.

Atheromexzision

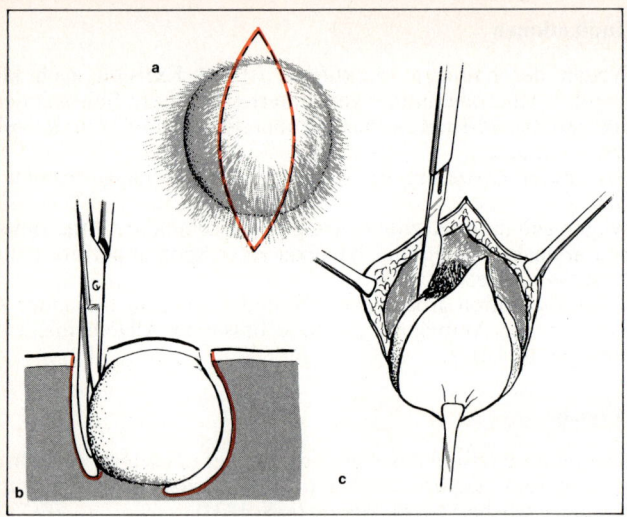

Abb. 60 a–c   Technik der Atheromexzision.

Nachbehandlung

Nach Entfernung größerer Atherome, z. B. im Bereich der behaarten Kopfhaut, eventuell Kompressionsverband.

Panaritium

Indikationen

Inzision entzündlicher Veränderungen spätestens nach der ersten, wegen Schmerzen schlaflosen Nacht. Jede sichtbare eitrige Einschmelzung muß exzidiert bzw. freigelegt werden. Die Inzision ist auch indiziert bei Verdacht auf tiefen Abszeß (maximaler lokalisierter Druckschmerz bei Untersuchung mit Knopfsonde). Ambulant sollten nur Infekte des Fingerendgliedes behandelt werden. Weiter proximal gelegene Prozesse müssen in Allgemeinnarkose oder Plexusanästhesie operiert werden.

Prinzip

Inzision bzw. Exzision, Drainage, Nagelteilexzision bei subungualen Eiterungen.

Operative Technik

1. Oberstsche Leitungsanästhesie. Ausreichend Zeit lassen bis zum Eintreten der kompletten Analgesie. Zuvor jedoch Untersuchung mit der Sonde zur präzisen Lokalisation des Hauptschmerzes als Hinweis für die Lage eines tiefen Abszesses.
2. Blutsperre. Eine Blutleere ist wegen Gefahr der Keimverschleppung kontraindiziert.
3. Inzision und Ausräumung des Herdes durch Exzision bzw. Auskratzen mit dem scharfen Löffel. Die Inzision muß über der Stelle der größten Schmerzhaftigkeit angebracht werden.
   Subkutane Eiterungen der Fingerbeere können durch Tangentialschnitt eröffnet werden. Entleert sich danach aus der Tiefe immer noch Eiter, was für einen Kragenknopfabszeß spricht, so muß die Öffnung exzidiert werden, um die Drainage des tiefen Abszesses zu gewährleisten (Abb. 61a–c).

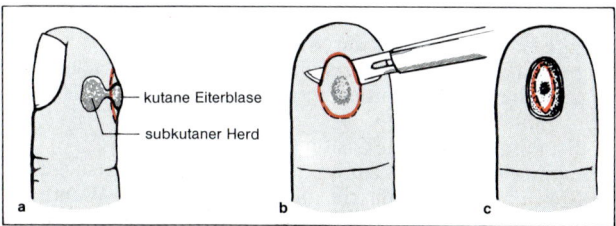

Abb. 61   Kragenknopfpanaritium: Eröffnung durch Tangentialschnitt (b), wetzsteinförmige Exzision des tiefen Abszesses (c).

Panaritium

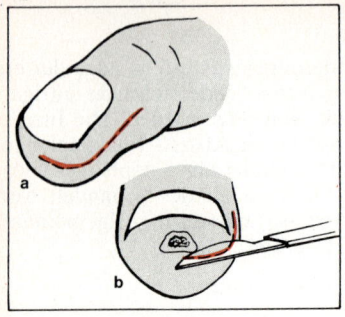

Abb. 62 a u. b Hockeyschlägerschnitt bei Eiterungen der Fingerkuppe und des seitlichen Nagelwalles.

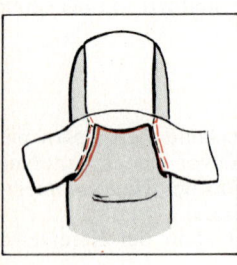

Abb. 63 Korrekte radiäre Inzision, mit der die Bildung spitzer Lappen vermieden wird, anschließend Einbringen einer Gummilasche oder eines Salbenstreifens zur Drainage eines proximalen periungualen Panaritiums.

Gegeninzisionen, d. h. bilaterale Inzisionen des Endgliedes, oder gar durchgehende Inzisionen (Fischmaulschnitt) sind kontraindiziert. Empfohlen wird der sogenannte Hockeyschlägerschnitt (Abb. 62).
Bei proximalem, periungualem Panaritium Inzisionen radiär zum Nagelfalz (Abb. 63). Bei Inzision in der Längsachse des Fingers besteht Gefahr der Nekrose der Spitzen des so entstehenden Hautlappens, was später zu unschönen Deformierungen führt.

4. Bei subungualer Eiteransammlung entsprechende Nagelteilexzision. Niemals totale Extraktion des Nagels, es sei denn, der gesamte Nagel sei bereits durch Eiter abgehoben.
Bei proximalem Befall Exzision der Basis des Nagels (Abb. 64).
Bei seitlichem Befall Entfernung des lateralen Drittels des Nagels (Abb. 65b).
Bei distalem Befall Keilexzision (Abb. 65a).
5. Entnahme von Material zur bakteriologischen Untersuchung.
6. Einlegen einer Gummilasche, um Verkleben der Wundränder zu verhindern. Einfache Gazestreifen sind weniger geeignet, da sie leicht verkleben, wie eine Tamponade wirken und ein Fortschreiten der Infektion begünstigen könnten. Außerdem sind die Verbandwechsel noch schmerzhafter. Besser sind Salbenstreifen.

Panaritium

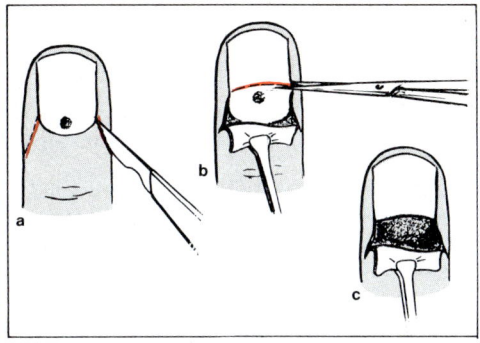

Abb. 64 a–c Radiäre Inzision des Eponychiums und Exzision der Nagelwurzel bei proximalem subungualem Panaritium.

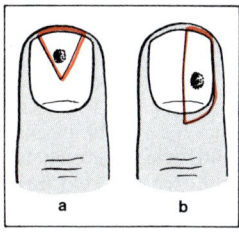

Abb. 65 a u. b Möglichkeiten der Nagelteilresektion bei anderen Lokalisationen des Panaritium subunguale.

7. Verband mit Fettgaze und reichlich Antibiotikasalbe. Leichte manuelle Kompression zur Blutstillung nach Abnahme der Blutsperre.

Nachbehandlung

Ruhigstellung in Funktionsstellung, am besten auf Unterarmschiene. Tägliche Verbandwechsel mit Inspektion der Wunde durch denselben Arzt.
Dabei täglich Handbad mit Desinfektionsmittel (z. B. Chinosol). Bei Fortschreiten der entzündlichen Erscheinungen Klinikeinweisung. Mitteilung des bakteriologischen Untersuchungsergebnisses.
Im allgemeinen kommt es nach adäquater chirurgischer Exzision nach 3–5 Tagen zur völligen Rückbildung von Schmerz, Schwellung und Rötung, so daß die Ruhigstellung aufgegeben werden kann.
Dennoch sind weiter tägliche Verbandwechsel und Inspektionen bis zum völligen Abheilen der Inzisionswunde dringend indiziert, da es immer wieder zu Rezidiven kommen kann.

Abszeßinzision

Indikationen

Furunkel, Karbunkel, Schweißdrüsenabszesse, infizierte Atherome etc.
Prinzipiell jede eitrige Einschmelzung mit Fluktuation bzw. zunehmendes entzündliches Infiltrat trotz adäquater konservativer Therapie.
Kontraindiziert ist die ambulante Behandlung von Infekten im Gesichtsbereich sowie Abszessen über 2 cm Durchmesser, die besser in Allgemeinanästhesie statt Infiltrationsanästhesie oder Feldblock operiert werden sollten.

Prinzip

Inzision, Spreizen der Wundränder und Drainage oder Exzision des Abszeßdaches und Drainage.

Operationstechnik

1. Lokalanästhesie: Bei kleineren Abszessen als Feldblock mit Infiltration im sicher nicht entzündlich veränderten Bereich um den Abszeß herum (Abb. 66a). Bei größeren Abszessen Infiltrationsanästhesie der Haut über der Fluktuation im Bereich der geplanten Inzision (Abb. 67a).

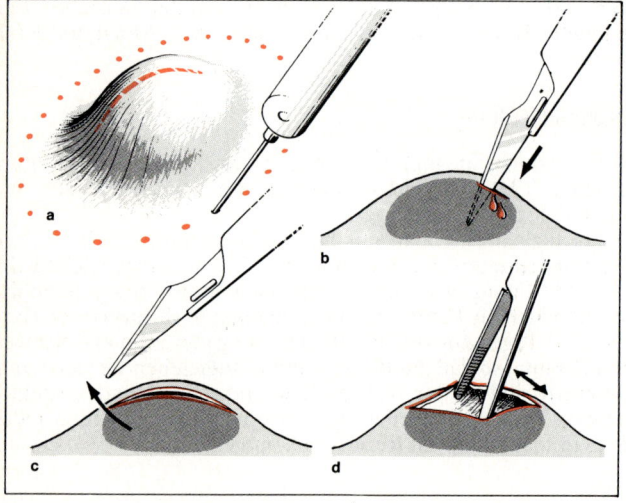

Abb. 66a–d   Stichinzision eines kleinen Abszesses im Feldblock.

Abszeßinzision

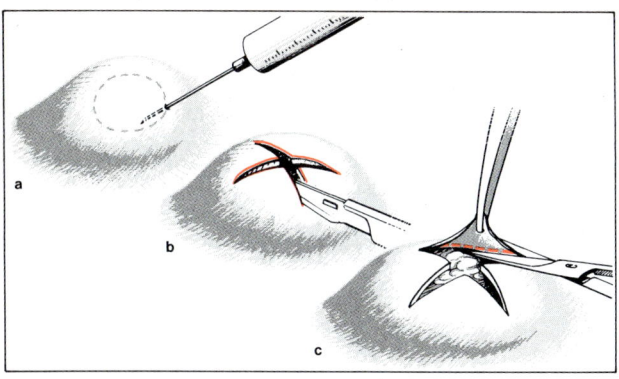

Abb. 67 a–c Abszeßinzision in Lokalanästhesie: Infiltration der Haut im Bereich der Fluktuation (a). Kreuzförmige Inzision (b). Exzision der Zipfel zur Erweiterung der Drainageöffnung (c).

2. Inzision: Bei kleineren Abszessen Stichinzision mit Skalpellklinge Nr. 11, welche mit der Schneide nach oben durch den Abszeß geführt wird (Abb. 66b–d).
Bei größeren Abszessen ovaläre Exzision des Abszeßdaches oder kreuzförmige Inzision mit nachfolgender Resektion der Ecken, so daß die Abszeßhöhle weit eröffnet ist (Abb. 67 b, c).
3. Entnahme von Material für die bakteriologische Untersuchung und Resistenzbestimmung.
4. Reinigung der Abszeßhöhle von Eiter und Nekrosen durch Spülung mit der Rekordspritze mit Kochsalzlösung, durch Austupfen mit trockener Kompresse, durch Auskratzen mit dem scharfen Löffel.
5. Lockeres Einlegen eines Salbenstreifens oder einer Gummilasche. Keine Tamponade!

Beachte besonders

- Keine Infiltrationsanästhesie in entzündlich verändertes Gewebe, es sei denn direkt über der Fluktuation, wo inzidiert wird, da Gefahr der Bildung einer Phlegmone besteht. Mit verlängertem Wirkungseintritt aufgrund der Entzündung rechnen und nach Anlegen der Lokalanästhesie lange genug abwarten, bis ausreichende Analgesie erreicht ist.
Keine Vereisung mit Chloräthylspray wegen mangelhafter Analgesie und deshalb ungenügender Inzision und Ausräumung größerer Abszesse.

Abszeßinzision

Nachbehandlung

Salbenverband.
An der oberen Extremität Ruhigstellung auf Schiene.
An der unteren Extremität Ruhigstellung auf Schiene, Verordnung von Gehstöcken, eventuell Bettruhe.
Tägliche Verbandwechsel mit Reinigungsbad und Wundkontrolle, um rechtzeitig eventuelles Fortschreiten der entzündlichen Veränderungen feststellen zu können.
Keine Antibiotikatherapie, sondern adäquate chirurgische Behandlung. Ist dies nicht möglich, stationäre Behandlung.

Bursektomie

Indikationen

Traumatische Eröffnung der Bursa als Begleitverletzung. Chronisch rezidivierende Ergußbildung nach erfolgloser Punktionsbehandlung.
Belastungsschmerz und Funktionseinschränkung bei chronischer Bursitis.
Chronische Fistelung nach Inzision und Drainage einer akuten Bursitis.
Akute abszedierende Bursitis.

Prinzip

Inzision und Drainage bei akuter Bursitis. Komplette Exzision der Bursa in allen anderen Fällen. Eventuell nur Exzision der Hinterwand unter Belassung der Vorderwand bei starker Verschwielung mit Haut und erhöhter Verletzungsgefahr derselben.

Operationstechnik

1. Infiltrationsanästhesie: Gelingt die Infiltration der Schicht zwischen Haut und Schleimbeutel, so wird das Herauspräparieren desselben vereinfacht.
2. Inzision: dorsale, bogenförmige Umschneidung des Olekranon auf der radialen Seite. Nicht auf der ulnaren Seite, da dort der N. ulnaris gefährdet werden könnte (Abb. 68a).
   Über dem Kniegelenk medialer oder lateraler Bogenschnitt, der je nach Ausdehnung der Bursa nach oben oder unten verlängert werden kann (Abb. 69).
   Möglich ist auch eine quere Inzision, die jedoch sicher oberhalb der Tuberositas tibiae liegen muß, damit sie nicht in die Belastungszone beim Knien zu liegen kommt.
3. Sorgfältiges Abpräparieren des Hautlappens von der Oberseite der Bursa (Abb. 68b). Atraumatisches Vorgehen bei dem zumeist fest adhärenten, sehr dünnen und daher gefährdeten Hautlappen, d. h. Hochhalten desselben mit scharfen Häkchen, nicht mit Pinzette und zumeist scharfes Präparieren mit Skalpell oder Schere. Dabei sollte eine versehentliche Fensterung vermieden werden. Diese tritt am leichtesten an der Umschlagsfalte des retrahierten Hautlappens auf.
4. Abpräparieren der Bursa von ihrer Basis, die besonders im Bereich der Olekranonspitze sehr fest anhaftet.
   Die Bursa möglichst geschlossen herauspräparieren, da so am besten die komplette Exzision gesichert ist (Abb. 69).
5. Redondrainage.
6. Hautnaht mit intrakutaner Rückstichnaht auf der Lappenseite, d. h. auf der konvexen Seite der Inzision (s. S. 71).

Bursektomie

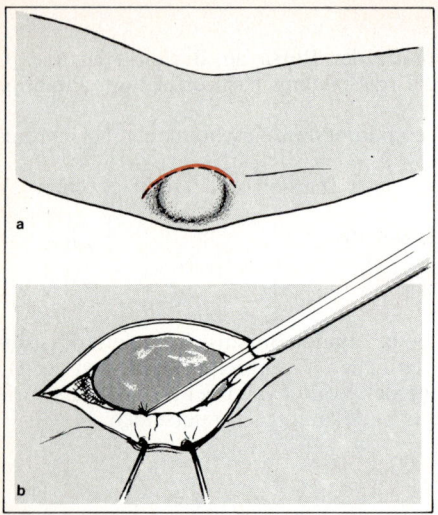

Abb. 68a Exstirpation der Bursa subcutanea olecrani: dorsaler Bogenschnitt radial um den Schleimbeutel.
b Scharfes atraumatisches Abpräparieren des Hautlappens von der Oberfläche der Bursa.

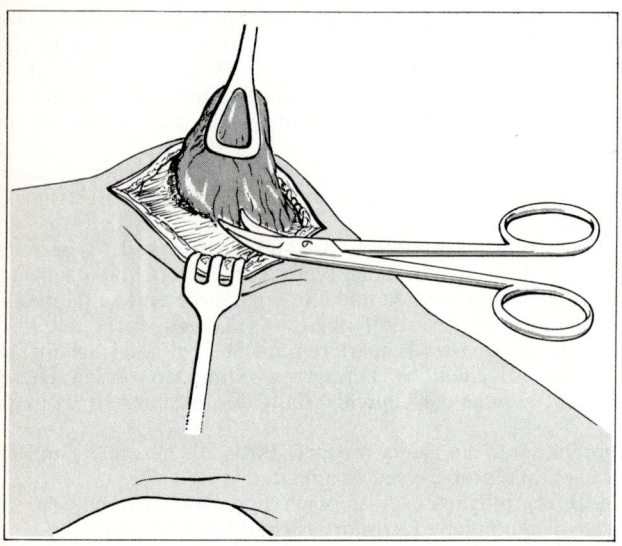

Abb. 69 Exstirpation der Bursa praepatellaris: lateraler, bogenförmiger Hautschnitt. Abpräparieren der derben Verwachsungen von der Unterlage.

Bursektomie

Beachte besonders

- Die dünne Haut über der Bursa ist nekrosegefährdet. Eine unnötig ausgedehnte Mobilisierung des Hautlappens sowie Traumatisierung durch Quetschung mit der Pinzette oder Blutstillung mit dem Thermokauter müssen vermieden werden. Die Bursa sollte mit dem Skalpell so hart wie möglich an der Schleimbeutelseite herauspräpariert werden, damit möglichst viel Gewebe am Hautlappen verbleibt. Eine ungewollte Fensterung des Lappens durch einen glatten Schnitt mit dem Skalpell ist dagegen weniger gravierend, er wird mit einer dünnen, atraumatischen Hautnaht versorgt.
- Besonders nach ungewollter Eröffnung und Entleerung der Bursa während der Exzision besteht die Gefahr, daß Wandreste zurückgelassen werden, die dann zu chronischen Fisteln führen können.
- Die Bursa praepatellaris hat zum Teil lange, zipfelige Ausläufer, die eventuell erst nach Schnitterweiterung komplett entfernt werden können.
- Die Bursektomie stellt mit die höchsten technischen Anforderungen an den Operateur in der Ambulanz.

Nachbehandlung

Kompressionsverband, eventuell auch Redondrainage. Ruhigstellung für 6–10 Tage.
Entfernung der Fäden nach 3 Wochen.

Nagelkeilexzision

Indikationen

Schmerzhaft rezidivierender Unguis incarnatus trotz konservativer Therapie bei richtiger Nagelpflege und passendem Schuhwerk.
Rezidivierende Infektionen (Panaritium periunguale oder Panaritium subunguale).

Prinzip

Exzision des lateralen Nageldrittels mit Keilexzision von Nagelwall und Nagelbett sowie kompletter Exzision des Matrixanteils.
Alternative beim Fehlen von Entzündungszeichen: Keilexzision aus dem seitlichen Nagelwall und Herunternähen des den Nagel überragenden Anteiles.

Operationstechnik

1. Oberstsche Leitungsanästhesie.
2. Blutsperre an der Großzehenbasis.
3. Unterfahren des lateralen Drittels des Großzehennagels auf der betroffenen Seite u. Spalten desselben mit kräftiger, gerader, spitzer Schere (Abb. 70a).
4. Extraktion dieses Nagelanteils mit Klemme und keilförmige Exzision des darunterliegenden Nagelbettes mit dem sich darüberwölbenden, seitlich angrenzenden Nagelwalles bis auf den Knochen in einer Breite von 5–8 mm (Abb. 70 b u. c).
5. Komplette Entfernung der dazugehörigen Nagelmatrix durch gezielte Exzision mit dem Skalpell, kein blindes Auskratzen mit dem scharfen Löffel.
6. Einlegen eines Salbenstreifens. Völliges Offenlassen der Wunde, insbesondere bei entzündlichen Veränderungen.
Oder Adaptation der Schnittränder durch Nähte (Abb. 70d).
7. Als Alternative beim Fehlen entzündlicher Veränderungen: Exzision eines spitzovalären Haut- und Gewebekeiles aus dem seitlichen Nagelwall. Die Länge des Keiles entsprechend der des überwachsenen Nagelrandes, die Breite entsprechend dem Ausmaß des den Nagel überwuchernden Gewebes. Adaptation der Schnittflächen durch Einzelknopfnähte mit 4/0 Prolene atraumatisch. Nach Fixation des oberen Anteiles des Nagelwalles muß dieser völlig vom Nagel heruntergezogen worden sein (Abb. 71).

Nagelkeilexzision

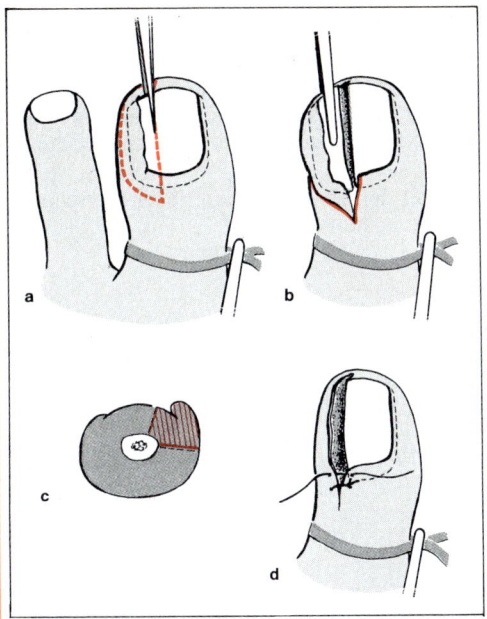

Abb. 70 a–d Unguis incarnatus: keilförmige Exzision von Nagel und Nagelbett (Emmert-Plastik) (Karl Emmert: Zur Operation des eingewachsenen Zehennagels. Zentralblatt für Chirurgie Nr. 39 vom 27.9.1884).

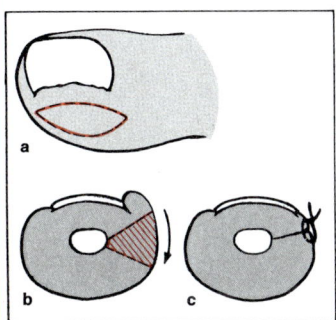

Abb. 71 a–c Unguis incarnatus: Keilexzision aus dem seitlichen Nagelwall und primäre Naht bei Fehlen von entzündlichen Erscheinungen (Dubois).

Nagelkeilexzision

Beachte besonders

- Das Belassen von Resten der Nagelmatrix, die viel weiter nach proximal reicht, als häufig angenommen wird, ist die häufigste Ursache für Rezidive. Insbesondere bei mangelnder Übersicht, wenn z. B. keine Blutsperre angelegt wird, werden größere Matrixreste übersehen.
- Keine Operationen an den Zehen bei arterieller Verschlußkrankheit bei Diabetes oder Arteriosklerose.

Nachbehandlung

Bei offener Wundbehandlung Salbenverband.
Bei Entzündungen oder Eiterungen tägliche Verbandwechsel und Fußbad.
Tragen von weitem oder noch besser vorn offenem Schuhwerk.
Verordnung von Gehstöcken.
Bei primärer Naht Entfernung der Fäden nicht vor 14 Tagen.

Ganglionexzision

Indikationen

Exzision vor allem im Handgelenksbereich bei funktionellen Störungen durch Schmerzen oder Schwächegefühl sowie aus kosmetischen Gründen, nur ausnahmsweise wegen Tumorverdacht.
In der Ambulanz sollten nur kleine Ganglien im Bereich des Handgelenkes oder solche an den Fingern entfernt werden, die in Infiltrationsanästhesie bzw. Oberstscher Leitungsanästhesie operiert werden können. Die Exzision größerer Ganglien am Handgelenk nimmt mehr Zeit in Anspruch, als der Patient die unbedingt erforderliche Oberarmblutsperre tolerieren könnte. Deshalb ist hier eine Plexusanästhesie indiziert.

Prinzip

Totalexstirpation einschließlich des Anteils der Gelenkkapsel, der die Basis des Ganglions darstellt.

Operationstechnik

1. Quere Hautinzision im Verlauf der Gelenksfalten über dem Scheitel des Tumors und etwas über seine Begrenzung hinaus.
2. Am Handgelenk liegen Ganglien dorsal zumeist zwischen den Fächern der Sehnen des Extensor digitorum communis und dem radialen Handgelenksextensor, volar sind sie häufig unmittelbar neben der A. radialis und der Flexor-carpi-radialis-Sehne lokalisiert (Abb. 72).
   Möglichst ausschließlich stumpfes Herauspräparieren aus dem umliegenden Gewebe zunächst ohne Eröffnung. Meist besteht enger Kontakt mit benachbarten Sehnen, Nerven und Gefäßen, von denen es sich so am ungefährlichsten abpräparieren läßt.
3. Sorgfältiges Verfolgen bis zu seinem Ausgangspunkt vom Gelenk. Eventuell Eröffnung des Ganglions und Inspektion von innen zur Identifikation der Verbindung zum Gelenk.
4. Exzision dieser Basis mit einigen Millimetern der angrenzenden Gelenkkapsel.
5. Am distalen Interphalangealgelenk Abtragen von eventuell vorhandenen arthrotischen Randzacken mit dem Luer.

Ganglionexzision

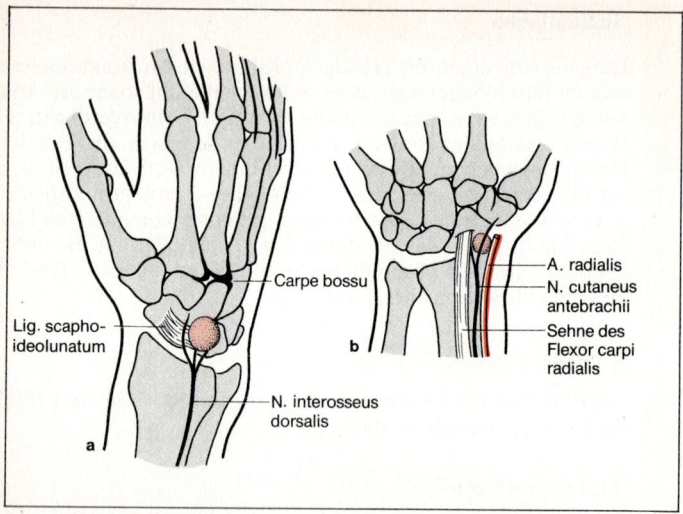

Abb. 72 a u. b   Typische Lokalisation von volaren (a) und dorsalen (b) Handgelenkganglien sowie eines Handwurzelhöckers.

Beachte besonders

- Die einfache Exstirpation des Ganglions ohne Exzision seiner Basis und der benachbarten Anteile der Gelenkkapsel ist die Ursache für die häufigen Rezidive.
  Aus diesem Grund und wegen der engen Beziehung zu benachbarten Strukturen, wie Sehnen, Nerven und Gefäßen, ist eine gute Übersicht von hervorragender Bedeutung. Diese kann nur in Blutleere gewonnen werden, die der einfachen Blutsperre überlegen ist. Hierzu wird der Arm erst mit einer Gummibinde ausgewickelt, hochgehoben, dann erst wird die Druckmanschette aufgeblasen. Sie wird im allgemeinen 15–20 Minuten gut toleriert. Wird mit längerer Operationszeit gerechnet, so sollte eine Plexusanästhesie angelegt werden.

Nachbehandlung

Ruhigstellung des Gelenkes für 10–14 Tage.

Venae sectio

Indikationen

Zur Transfusions- oder Infusionstherapie bzw. parenteralen Ernährung bei unmöglicher oder nach mißlungener peripherer und zentraler Venenpunktion, besonders bei Kindern und Säuglingen.

Prinzip

Freilegung der V. saphena oberhalb des Innenknöchels (Abb. 73), der V. femoralis in der Leiste, der V. cubitalis in der Ellenbeuge (Abb. 74) oder der V. brachialis (Abb. 75) an der Innenseite des Oberarmes, Einführen eines Venenkatheters unter Sicht und Vorschieben bis in die Hohlvene.

Beachte besonders

- Beim Erwachsenen sollte möglichst keine Venenfreilegung an der unteren Extremität erfolgen, da sie eine erhöhte Thromboemboliegefahr mit sich bringt.
Beim Säugling ist die V. brachialis oder die V. saphena Zugang der Wahl. Weiter peripher gelegene Venen am Arm sind meist zu klein. Die V. femoralis sollte wegen der Kontaminationsgefahr beim Windelkind gemieden werden.

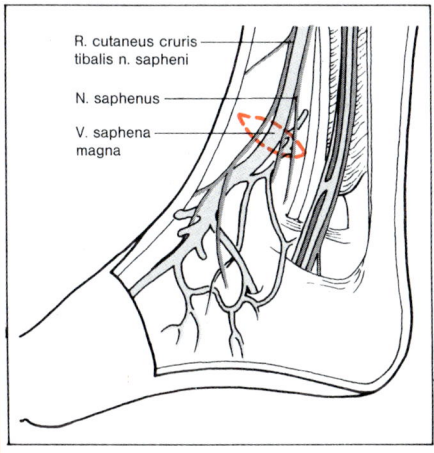

Abb. 73 Freilegung der V. saphena magna vor und über dem Innenknöchel.

Venae sectio

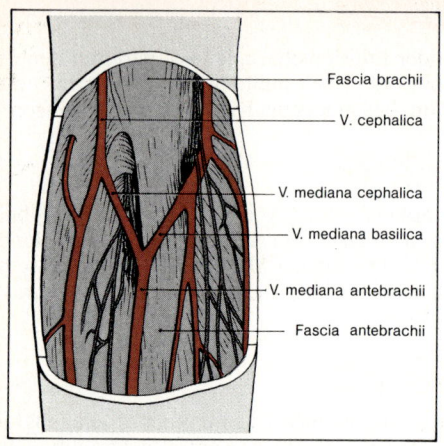

Abb. 74 Die Venen der Ellenbeuge.

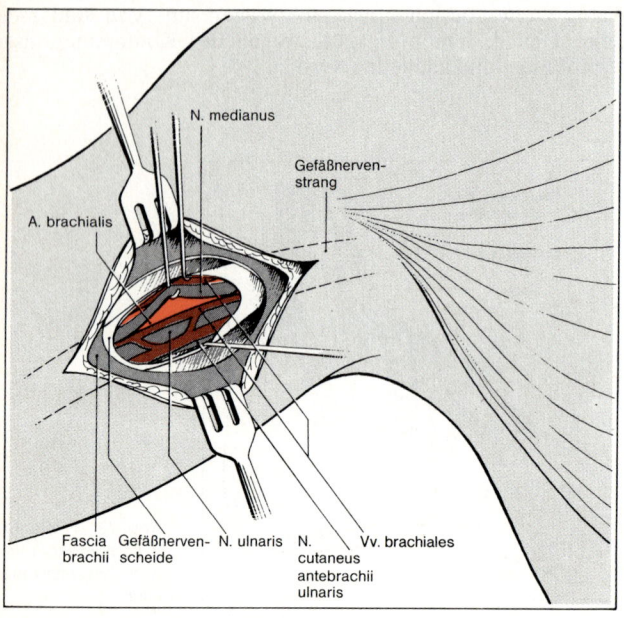

Abb. 75 Freilegung der V. brachialis.

Venae sectio

Operationstechnik

1. Proximaler Stauschlauch zur besseren Darstellung der Vene.
2. Infiltrationsanästhesie der Haut.
3. Inzision: querer Schnitt in der Ellenbeuge. Längsinzision an der Innenseite des Oberarmes.
   Quere Inzision über der V. saphena magna oberhalb und medial vom Innenknöchel.
   Durchtrennung von Haut und Subkutis und Einsetzen eines Wundspreizers.
4. Freipräparieren der Vene mit stumpfem Klemmchen auf eine Strecke von 2–3 cm. Entfernung des Stauschlauches durch Hilfsperson.
5. Unterfahren der Vene mit 2 resorbierbaren Fäden der Stärke 3/0–4/0. Ligatur der Vene distal, Anschlingen proximal (Abb. 76a).
6. Quere oder V-förmige Inzision der Venenvorderwand mit gerader, spitzer Schere, wobei der halbe Diameter durchtrennt werden soll. Zuvor Drosselung der retrograden venösen Blutung durch Anziehen der proximalen Fadenschlinge (Abb. 76b).
7. Eventuell Aufdehnen kleinkalibriger Venen mit dem stumpfen Klemmchen.

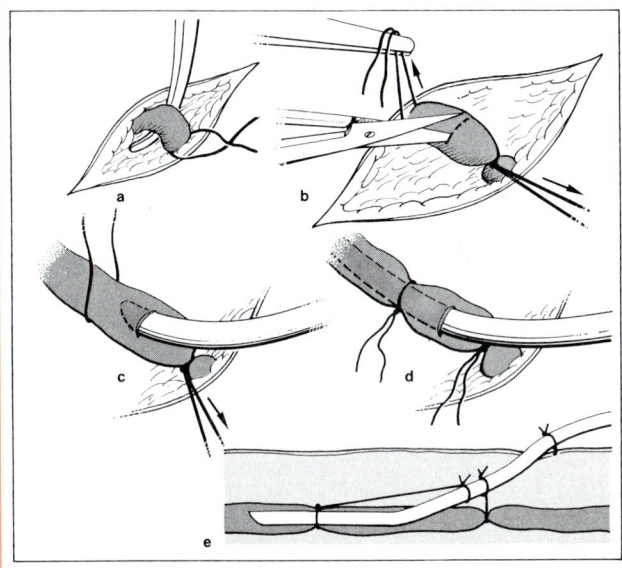

Abb. 76a–e   Technik der Venae sectio.

Venae sectio

8. Einführen des größtmöglichen Venenkatheters unter Gegenzug an der distalen Venenligatur und kurzfristiger Lockerung des Zuges an der proximalen Umschlingung. Möglichst immer, unbedingt jedoch bei vorgesehener hochkalorischer parenteraler Ernährung, Vorschieben bis in die untere oder obere Hohlvene (Abb. 76c).
   Spitzes Zuschneiden des Venenkatheters erleichtert zwar seine Einführung in die Vene, fördert aber die Bildung von Thrombosen an seinem Ende und sollte deshalb vermieden werden.
9. Aspirationsversuch. Kommt Blut zurück, Übergabe des freien Endes des Venenkatheters an Hilfsperson zum Anschließen einer Infusion. Erst wenn die Infusion gut läuft, Fixation des Katheters durch Zuziehen der proximalen Ligatur um Vene und Katheter (Abb. 76d).
   Nochmaliges Einknüpfen des Katheters in dieselbe Ligatur etwa 1 cm von der Eintrittsstelle in die Vene entfernt. Eventuell zusätzliche Sicherung durch Knüpfen der distalen Ligatur um den Venenkatheter (Abb. 76e).
10. Fixation an der Haut entweder durch gesonderte Naht oder durch Einknüpfen in eine der Hautnähte der Inzision.
11. Eine empfehlenswerte Alternative ist die gesonderte Herausleitung des Venenkatheters durch eine Stichinzision neben dem Hautschnitt zur Venenfreilegung. Dann muß jedoch der Katheter bereits vor Einführen in die Vene durch diese gesonderte Inzision durchgezogen werden, da das retrograde Herausleiten des Ansatzstücks durch die Stichinzision schwieriger ist.

Nachbehandlung

Nochmalige sorgfältige Hautdesinfektion, eventuell antibiotische Salbe an die Eintrittsstelle.
Steriler Verband.
Ruhigstellung auf Schiene.
Röntgenologische Lagekontrolle zentraler Venenkatheter.
Tägliche Verbandwechsel unter aseptischen Kautelen und Desinfektion der Haut.
Entfernung des Katheters nach Durchtrennen der Fixationsnaht an der Haut durch einfachen Zug. Nur bei erheblichem Widerstand erneute Freilegung zur Durchtrennung der Fixationsnähte an der Vene.

Sachverzeichnis

A

Abdecktücher 1, 8
Abschürfung 35, 83
Abszeß 60f, 117, 122ff
Aktinische Keratose 46
Ambulanz-OP 1ff
– Einrichtung 1
– Instrumente 2f
– Material 1f
– Medikamente 5
Anaphylaxie 14f, 37
Angelhaken, Extraktion 103
Antibiotika 5, 39, 59, 60, 61, 121, 124
Arterienbiopsie 28, 116
Arteriitis temporalis 28, 116
Atherom 57ff
– Exzision 117f
Augenlidverletzungen 89

B

Biopsie 22ff
– Entnahmestelle 22f, 27
– Gewebefixierung 24, 26
– Punktionsbiopsie 30
Bißverletzungen 25, **42**, 80, 82, 88
Blauer Nävus 44
Blutleere 119, 132
Blutsperre 79f, 85, 92, **93f**, 119, 131, 132
Blutstillung 35, **80ff**, 106
Bursektomie 92, 125ff
Bursitis 64f, 92, 125
Butterfly-Pflaster 73

C

Carpe bossu 66f, 132
Chloräthylspray 19, 123
Corticosteroide 14, 32, 51, 65, 66

D

Débridement s. Wundrandexzision
Defektwunde 35, 98
Dermoidzysten 48
Dermojet 20, 51, 53
Desinfektionsmittel 1, 7
„Dienstmädchenknie" 64

Dornwarze s. Warzen
Drainage 82f, 112
Dreieckenstich 71

E

Eingewachsener Zehennagel s. Unguis incarnatus
Emmet-Plastik 128f
Epithelzysten **48**, 52, 57

F

Fadenentfernung 77f
Fasziennaht 74
Feinnadelbiopsie 29f
Feldblock **17**, 23, 79, 106, 110
Fibrome **48**, 55, 107
Fingerringentfernung 93f
Fingerverletzungen s. Handverletzungen
Fleischwarze s. Fibrome
Follikulitis 60
Fremdkörper 36, 39
– Exzision 102f
Funktionsstellung, Hand 100f
Furunkel 60f, 122

G

Ganglion 66f
– Exzision 131f
Gelenkerguß 32f
Gelenkpunktion s. Punktion
Gesichtsverletzungen 88ff
Glomustumor 55
Gummilasche 83, 120, 123

H

Hämarthros 32
Händedesinfektion 10
Handschuhe 10
Handverletzungen 93ff
– Amputationsverletzungen 96ff
– Quetschverletzung 94f
– Sehnenverletzung 100
Handwurzelhöcker s. Carpe bossu
Hautnaht 1, 23, **68ff**, 82, 105, 107

Hautstanze 105
Hauttumoren, Exzision 104 f
„Hockeyschlägerschnitt" 120
„Hundeohren", Korrektur 70
Hypertrophe Narbe 50 f

I

Infiltrationsanästhesie **16,** 85, 89
Intermetakarpaler Block 18
Intrakutannaht, fortlaufende 73, 77

J

„junior residents node" 109

K

Kalter Abszeß 60
Karbunkel 60 f, 122
Keloid 23, **50 f,** 104
Keratoakanthom 46
Keratosen 46
Knüpftechnik 74 ff
Kompressionsbehandlung 50
Kompressionsverband 83, 108, 118
Kopfplatzwunde 85 ff
Kragenknopfpanaritium s. Panaritium

L

Laryngospasmus 15
Leitungsanästhesie **17 f,** 59, 86, 119
Lentigo 44
Lipom 54 f, 56, 107
Liposarkom 55
Lippenwunden s. Mundverletzungen
Lokalanästhesie 11 ff
- beim Infekt **19,** 79, 122 f
- Checkliste 20 f
- Infiltrationstechnik 20
- Intrakutantest 14
- Kontraindikationen 11
- Material 4
- Medikamente 4 f
- Prämedikation 20
- Vasokonstriktoren 11, 13, 20
- - Kontraindikationen 13

- - toxische Nebenwirkungen 15
- Wirkungsweise 11
- Zwischenfälle 14 ff
- - allergische Reaktionen 14
- - toxische Nebenwirkungen 15
Lokalanästhetika 12
Lymphfistel 110
Lymphknoten, axillare 112
- inguinale 113
- zervikale 111
Lymphknotenbiopsie 27, 109 ff
Lymphknotentuberkulose 112

M

Melanom 43, 44
- benignes juveniles 44
- Prophylaxe 45, 104
- Verdachtsmomente 44
Mongolenfleck s. blauer Nävus
Morbus Recklinghausen s. Neurofibromatose
Mundverletzungen 90
Muskelbiopsie 27, 114

N

Nävi s. Pigmentzellgeschwülste
Nävuszellnävus 43
Nagelkeilexzision 102, **128 ff**
Nagelteilexzision 119, 121
Nageltrepanation 95
Nagelverletzungen 95 f
Nagelwallexzision (Dubois) 128 f
Nahtloser Wundverschluß 73, 88
Nahtmaterial 1, 68, 90
Nervenbiopsie 27, 114 f
Nervus accessorius 111, 112 f
- cutaneus antebrachii lateralis 66, 132
- facialis 89, 111
- interosseus posterior 66 f, 132
- phrenicus 111
- suralis 114
- thoracicus longus 111, 112
- thoracodorsalis 111
Neurinom 55, 107
Neurofibromatose 55, 56
Neurofibrome 55, 107

O

Oberflächenanästhesie 19
Ohrverletzungen 89
Operationsvorbereitung 6 ff
- Abdecken 8, 79
- Hautdesinfektion 7, 79
- Hautreinigung 6, 79
- Lagerung 6, 110
- Prämedikation 6
- Rasieren **6**, 79, 85, 89

P

Panaritium 58 f, 119 ff
Papovaviren 52
Paronychie s. Panaritium
Pigmentzellgeschwülste 43 ff
Pilonidalsinus 48
Pinkus-Linien 23
Plantarwarze s. Warzen
Plateaustellung 100
Postoperative Maßnahmen 9
Punktion 31 ff
- Ellenbogengelenk 33
- Kniegelenk 32 f
- Tumor 30
- Weichteilerguß 31, 108
Punktionsverletzung 35, 92

R

„Reiskörner" 64
Riesenzelltumor 66
Ringbandzysten 66
Rückstichnaht 70
- intrakutane 71, 127
Ruhigstellung 84, 92, 100 f, 103, 105

S

Sakraldermoid 48
Salicylsäure 52
Sarkome 55
Schaumgummikompressionsverband 33
Schleimbeutel 64
Schleimbeutelverletzungen 92
Schnittführung **23 ff**, 110, 125, 126, 135

Schwiele 48, 52
Seborrhoische Keratose 47
Sehnenverletzungen 100
Sekundärnaht 82 f
Sinus-cavernosus-Thrombose 61
Skalpellklinge **2**, 77, 122
Spaltlinien **23 ff**, 105
Spannungspneumothorax 91
Speichelfistel 90
Steristrip 73, 88, 105
Stichverletzungen 34, 35, 82, 91, 92, 98
Stumpfversorgung, Finger 97 ff
Subkutannaht 74
Subunguales Hämatom 95

T

Tetanus 37 ff, 42, 103
- aktive Immunisierung 37
- Chemoprophylaxe 39
- Dauerschäden 37
- Erreger 37
- Grundimmunisierung 38
- Impfstoffe 37
- Infektionsrisiko 37, 39
- passive Immunisierung 37
- Simultanimpfung 38
Tierfellnävus 43, 104
Tollwut 40 ff
- aktive Immunisierung 41
- Diagnose 40
- Impfung 41 f
- Lokalbehandlung 42, 80
- passive Immunisierung 41
Tollwutverdacht 40
Tränengangsverletzung 89
Tuberkulose 60, 112

U

Unguis incarnatus 62 f
- - Exzision 128 ff
Unterschenkelverletzung 92

V

Vasokonstriktoren 13
Vena brachialis 134
- saphena 113, 114, 133

Sachverzeichnis

Venae sectio 133 ff
Venen der Ellenbeuge 134
Verbandmaterial 5
Verbandwechsel 83 f
Verumal 52
Vollhauttransplantat 97, 100
V-Y-Plastik 97, 99
− Kutler 99
− Tranquilli-Leali 99

W

Wangenverletzungen 89
Warzen 52 ff, 104
Weichgewebstumoren 54 ff, 106 ff
Weichteilverletzungen 34 ff
− Anamnese 34 f
− Begleitverletzungen 34
− Inspektion 34
− konservative Behandlung 35
Wunddébridement s. Wundrandexzision

Wunden s. Weichteilverletzungen
Wundhaken 2 f
Wundheilungsstörungen 34 f
Wundnaht 23, **68 ff,** 82, 86
Wundrandexzision 39, **79 ff,** 86, 88, 89
Wundrandmobilisierung 72, 82
Wundspülung 42, 80
Wundverband 83
Wundversorgung 79 ff
− Abdomen 91
− Gesicht 88 ff
− Hals 91
− Hand 93 ff
− Kopfschwarte 85 ff
− Thorax 91
− Unterschenkel 92

Z

Zugsalben 60